Tengo SII...
¿Ahora Que?!!!

I0449558

Una Guia Comprensiva Para Los Pacientes Con
Sindrome de Intestino Irritable

Author: **Ashkan Farhadi, MD, MS, FACG**

Translation: **Cynthia Munoz, BSN**
Carlos Portocarrero

SanitizAir Inc.
Versión S4
2008

ISBN: 1-4196-8898-7
Publicado en los Estados Unidos de America

Ventas y Distribución
Estados Unidos de America
BookSurge Publishing

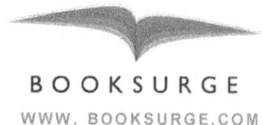

BOOKSURGE
WWW. BOOKSURGE.COM

Amazon.com

Dedicado A:
Mi esposa maravillosa Ziba que es el viento debajo de mis alas.
Mis niños, Argi y Nili que son la alegría de mi vida y
Mis padres, sin ustedes yo no sería...

CONTENIDO

ADVERTENCIA

La meta de este libro es aumentar su conocimiento básico sobre el síndrome irritable del intestino (SII) y los tratamientos potenciales de este problema común. En este libro, he intentado explicar varios aspectos de este desorden y contestar preguntas comunes. El formato del libro es "pregunta y respuesta" o "Q y A". Éstas son las preguntas y las respuestas verdaderas que mis pacientes me han hecho y las respuestas respectivas. El formato es muy similar a lo que ocurre durante una visita típica a la oficina de su médico. Así, usted ahorra mucho tiempo y dinero pasando a través de este libro. Además, el lenguaje del libro es directo, en un esfuerzo a permitir que individuos sin fondo médico puedan entender los conceptos básicos de SII.

Hay numerosas publicaciones que tratan al síndrome de intestino irritable. Muchas de ellas son buenos recursos para los pacientes con SII y la mayoría son realmente comprensivos. La ventaja de este libro sobre otras publicaciones está en la simplicidad del contenido y en el énfasis en los temas sutiles pero importantes que usted enfrenta en su diaria. Intenté evitar temas demasiado complicados y me concentré en las ideas principales relacionadas al SII. Mi meta es crear una impresión realista del desorden en su mente. Este conocimiento mejorará no sólo su comprensión del desorden, sino también proveerá a usted la nueva penetración en opciones del tratamiento. Creo que esta perspectiva simple pero expansiva reducirá sus temores y ansiedades sobre el SII y le ofrecerá mayor confianza sobre el control de su enfermedad.

La idea y la inspiración de este libro se me ocurrió mientras contestaba preguntas que los pacientes me hacían durante visitas a mi oficina. Pensé que poniendo estas preguntas y respuestas en un pequeño libro ahorraría mucho tiempo tanto para mis pacientes y yo. Nunca me propuse publicar este libro sobre una base de la escala grande. Sin embargo, dentro de un tiempo corto, 10.000 copias de la primera edición fueron vendidas y la segunda edición fue publicada pronto después. El libro fue recibido de manera extremadamente positiva. En esta edición, presento la información más actualizada y los avances recientes del campo médico. También utilicé la ayuda de varios especialistas para escribir esta nueva edición. Agregando su conocimiento así como más de 10 años de experiencia en diagnóstico, el tratamiento y la investigación en este campo médico, creo que esta información es la más acertada que existe sobre SII en términos y ayudas simples para entender el problema. Este conocimiento aumentará no solamente su capacidad de enfrentar esta enfermedad, también le ayudará a ser una parte eficaz de su control sobre la misma. Aquí, utilizo la terminología y la jerga médica que usted pudo haber oído hablar con su médico. Sin embargo, las explicaciones simples de estas palabras se presentan a través del libro.

La creación de este libro es un proyecto maravilloso y fue logrado debido a la contribución de muchas personas, particularmente todos los pacientes que han compartido sus historias conmigo fueron gran inspiración con este proyecto. También, estoy muy agradecido a los espesialistas que compartieron su sabiduría y conocimiento para los lectores de este libro.

Gracias a todos por un trabajo bien hecho.

Ashkan Farhadi, MD, MS, FACG

INTRODUCCIÓN (HECHOS GENERALES)

El síndrome irritable del intestino (SII) se define como desorden funcional del intestino en el cual el dolor abdominal se asocia a los cambios en el hábito del intestino. [1, 2]. Peters primero acuñó el síndrome irritable del intestino del término en 1944, y desde entonces, nuestro conocimiento del síndrome ha aumentado perceptiblemente. [3] Sin embargo, los médicos y los pacientes han estado utilizando términos numerosos para describir este problema común por años. Estos nombres incluyen colitis mucosa, colon espásticos, colitis nervioso, enfermedad nerviosa del intestino, colon irritables y desorden funcional del intestine.

La investigación indica que SII es el desorden gastrointestinal más común. El predominio total de SII en la población en general en los Estados Unidos es el aproximadamente 10%, aunque el individuo estudia las tarifas globales del predominio del informe que varían extensamente, extendiéndose a partir de la 3% hasta el 22%.[4-9] La razón de esta variación es debida en parte a la diversidad de las definiciones de SII usadas y al método de información recolectado en estos estudios.

SII abarca un tercio de visitas de la oficina de la gastroenterología y es una razón frecuente de visitas de la oficina a los médicos primarios.[4] SII es un desorden que causa señal de socorro emocional, la debilitación en la calidad de la vida y costo del tratamiento. A pesar de nuestro conocimiento sobre el síndrome, SII sigue siendo un desorden que no se entiende completamente. Por otra parte, una amplia gama de síntomas de este desorden son similares a otros desórdenes gastrointestinales. Esto puede conducir a la confusión entre pacientes y médicos y dar lugar a la frustración y a la desilusión. Desafortunadamente, al seguir tratamientos que no den resultados, la mayoría de estos pacientes se desaniman y se encuentran viajando de una oficina médica a otra en búsqueda de un diagnóstico y un tratamiento claro.

Aquí, intento proporcionar una revisión cuidadosa de este desorden mantiendo un lenguaje sencillo, presentando una perspectiva detallada de los mecanismos del desorden, los síntomas y los métodos de diagnóstico. También discuto una variedad de terapias convencionales y alternativas que existan para este desorden, mientras que refiero a terapias más nuevas que pueden llegar a ser más comunes en el futuro.

Consultores

❖ **Michael D. Brown, MD, FACP, FACG**

El Dr. Michael Brown es profesor asociado de la Medicina, Gastroenterólogo y director del Fellowship Program del departamento Gastroenterología y Nutrición en el Centro Médico de la Universidad de Rush en Chicago, IL.

❖ **Sharon Jedel, PsyD**

La Dra. Sharon Jedel es una psicóloga clínica en la Sección de Gastroenterología y Nutrición en el Centro Médico de la Universidad de Rush en Chicago, IL.

❖ **Mary C. Tobin, MD**

La Dra. Tobin es profesora Asociada de Medicina y especialista en alergia e inmunología del Centro Médico de la Universidad de Rush en Chicago, IL.

❖ **Andrea Borowiecki, MPH, CHES**

Andrea Borowiecki es Gerente de Marketmercadeo para la Sección de Gastroenterología y Nutrición en el Centro Médico de la Universidad de Rush en Chicago, IL

❖ **Douglas A. Drossman, MD**

El Dr. Michael Brown es profesor de medicina y psiquiatría, co-director del centro North Carolina Center for Functional GI and Motility Disorders en Chapel Hill, NC.

❖ **Susan L. Mikolaitis, RD, LDN, CSND**

Susan Mikolaitis es una nutricionista registrada experta en dietas con una concentración en desórdenes gastrointestinales.

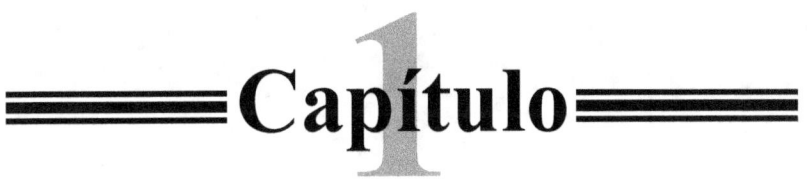

Capítulo 1

DEFINICIÓN
(NOMBRAMIENTO, CORRECTO O INCORRECTO)

En este capítulo usted aprenderá:

✓   *Que es "el Síndrome de Intestino Irritable."*

✓   *Que es "Desorden de Intestino Funcional."*

✓   *Lo que "el intestino de aspecto normal significa."*

✓   *La definición exacta del SII.*

✓   *Por qué SII es considerado "un síndrome" y no una enfermedad.*

❖ **¿Que es "síndrome de intestino irritable?"**

Es un tipo de desorden funcional del intestino que se ha caracterizado por dolor abdominal y cambios en el hábito del intestino.

❖ **¿Que es un "desorden funcional de el intestino?"**

Los desórdenes gastrointestinales (GI) abarcan dos categorías importantes. En la primera categoría, en pacientes con desórdenes orgánicos del GI, existen anormalidades totales como tumores, úlceras, inflamaciónes o anormalidades microscópicas. En la segunda categoría, los pacientes con desórdenes funcionales del intestino no tienen ningun problema orgánico. De hecho, un desorden funcional del intestino tiene la característica común de un "aparato gastrointestinal que parece normal."

❖ **¿Qué significa "parece normal?"**

Significa que si usted observara la zona GI a simple vista, que sucede durante el procedimiento endoscopio, aparecería normal. Sin embargo, no funciona como una zona "normal." En enfermedades funcionales del intestino el problema principal se relaciona a estorbos de motilidad y sensibilidad.

❖ **¿Esto significa que una persona solo puede tener o un desorden orgánico o un desorden funcional de el intestino?**

No exactamente. Hay algunas cosas parecidas. Por ejemplo, hay mucha gente que sufre de la enfermedad inflamatoria del intestino (es decir, Crohn y Colitis Ulcerosa) y SII. En esta situación, es comun ver síntomas que continúan aún cuando el proceso inflamatorio está bajo control. Por ejemplo, digamos que alguien tiene enfermedad inflamatoria del intestino y después del tratamiento médico, la

Figura 1: La clasificación de desórdenes de GI

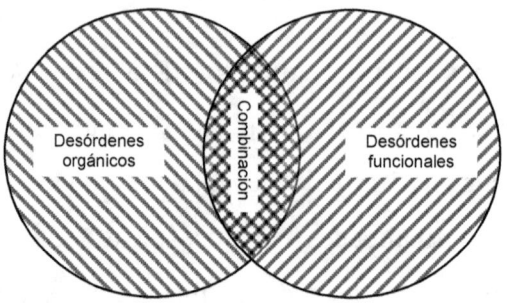

inflamación en el intestino ha mejorado totalmente. Los síntomas del paciente, tales como diarrea y calambre podrían persistir, aunque la inflamación en el intestino está bajo control. Estos síntomas ahora representan un componente del SII. "vea la Figura 1"

❖ **SII es uno de los desórdenes funcionales del GI ¿Cuáles son otros desórdenes funcionales de intestino?**

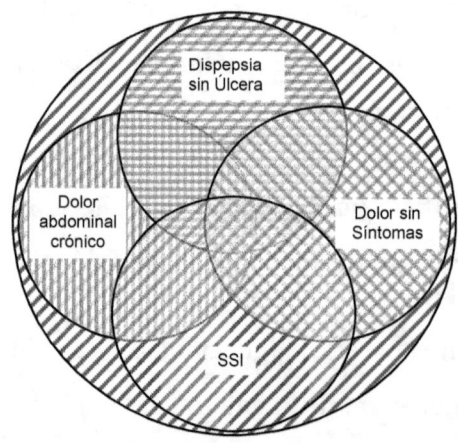

Figura 2: La clasificación de desórdenes del GI funcionales

Hay muchos. Los desórdenes funcionales comunes incluyen dispepsia sin úlcera, el estreñimiento sin dolor, la diarrea sin dolor, el esófago irritable y el dolor abdominal crónico "vea la figura 2".

❖ **¿Cuál es la definición exacta de SII?**

Una de las primeras definiciones fue propuesta en 1978 por el Dr. Manning y sus colegas que recomendaron que una diagnosis de SII constituyó la presencia de cuatro síntomas: 1) dolor que se mejora después de un movimiento de intestino, 2) diarrea en el inicio del dolor abdominal, 3) movimientos de intestino más frecuentes en el inicio del dolor y 4) distención abdominal visible (hinchazón).[10] Estos síntomas distinguen a pacientes con SII de pacientes con enfermedades orgánicas. Cerca de diez años más tarde, un grupo de medicos se juntaron en Roma y propusieron los nuevos criterios para la diagnosis de SII (los criterios de Roma-I). Los criterios de Roma-I (1992) y posteriormente Roma-II (1990) y Roma-III (2006) han agregado a nuestra comprensión de SII. Según estos criterios, SII se define como un malestar o dolor abdominal por un período mínimo de 3 días/mes en los últimos 3 meses se asociaron a dos o más de las características siguientes, así como dos de las tres características de siguiente: 1) la relevación sobre el movimiento de intestino, 2) inicio se asoció al cambio en la frecuencia del movimiento de intestino o 3) inicio asociado al cambio en la forma (aspecto) de taburete. Los síntomas deben estar presentes por por lo menos 3 meses (no necesitan ser consecutivos) sobre los últimos 6 meses. [11, 12] Solamente algunos médicos confían actualmente en los criterios de Roma para los propósitos de diagnóstico. Sin embargo, este criterio esta bien establecido en los estudios clínicos en el SII.

❖ **¿Cuáles son los otros nombres para SII?**

Hay varios otros nombres para este desorden que usted pudo haber oído antes. Éstos incluyen colitis nervioso, colon espástico, colitis mucosa, colon irritable y enfermedad nerviosa del intestino. Sin embargo, ningunos de estos términos son apropiados para este desorden.

❖ **¿Por qué prefiere la terminología "síndrome de intestine irritable" a otros términos, tales como "colitis"?**

Colitis significa la inflamación del intestino grande. No hay inflamación verdadera en SII. Por lo tanto, no es apropiado utilizar este término para SII.

❖ **¿Por qué se considera el SII un "síndrome" y no una enfermedad?**

Un síndrome es una colección de síntomas que no se pueden atribuir a un problema específico. Por ejemplo: en SII, no sabemos por qué la gente puede tener síntomas gastrointestinales y no-gastrointestinales al mismo tiempo. De hecho, ciertos procesos de la enfermedad, tales como úlceras pépticas o enfermedades infecciosas pueden presentar algunos de los mismos síntomas. Típicamente, no sabemos exactamente por qué ocurre esta colección. Por eso la llamamos "síndrome."

❖ **¿El SII es más común entre hombres o mujeres?**

El SII es más común entre las mujeres. Por ejemplo: un estudio en el Reino Unido indicó un predominio de el 13% en mujeres y el 5% en hombres.[9]

❖ **Yo tenía síntomas por 4 semanas el año pasado y en éste año los síntomas muy parecidos me duraron 6 semanas. Pero de acuerdo a la definición que usted mencionó anteriormente, yo no tengo SII. ¿Qué tengo?**

Según los criterios de Roma-III, usted tiene un desorden funcional del intestino. Sin embargo, creo que la razón principal de proponer tales criterios fue para mejor distinguir a los pacientes que sufren de desórdenes infecciosos gastrointestinales a corto plazo o agudos de los pacientes que sufren de un proceso crónico, tal como SII. Esta clasificación también puede ser muy útil para los científicos y sus investigaciones (por ejemplo estudios de la droga), o los médicos y los administradores de la oficina para los propósitos de la facturación. No veo ninguna diferencia neta entre alguien que ha tenido síntomas por 10 semanas contra alguien con los síntomas por 12 semanas. En mi práctica, no espero hasta 12 semanas antes de diagnosticar a alguien con SII. Veo la misma patofisiología (proceso subyacente) en ambas situaciones (por favor vea las siguientes preguntas).

❖ **Tengo dolor abdominal que se ha aliviado con la defecación. No es realmente flojo. Así pues, tengo uno de los criterios de Manning o de los criterios de Roma-III. ¿Tengo SII?**

Dr. Farhadi: De acuerdo a esta definición, no. No considero tallados en piedra los criterios Manning y Roma. Si estos síntomas están etiquetados como SII o no, el proceso subyacente para todos estos problemas es igual.

Dr. Drossman: Es posible. Es común tener dolor y síntomas como la diarrea debido al estrés, el consumo de productos lácteos, cambios hormonales como le regla y el ejercicio. El SII es un desorden donde hay una sensibilidad elevada a estos factores. También ocurre frecuentemente y durante un período de tiempo. Si usted ha tenido estos síntomas en el pasado, es probable que usted tiene SII. [13, 14] El criterio Roma III incluye: dolor abdominal frecuente durante 3 días al mes en los últimos tres meses asociado con dos o mas: 1) alivio con la defecación, 2) comienza con un cambio en la frecuencia del taburete, 3) cambio en la forma del taburete. Estos criterios tienen que estar presentes durante los últimos tres meses con el comienzo de ellos al menos 6 meses antes del diagnóstico.

❖ **Me siento inflado y tengo un impulso severo para un movimiento de intestino después de comer. Éste no es uno de los criterios para SII. Sin embargo, ¿tengo SII?**

Mi respuesta sigue siendo la misma. Pues usted verá a través de este libro, siempre que utilice el término SII, estoy considerando una definición más amplia, que es más inclusiva que la de Manning, los criterios de Roma-I, de Roma-II y de Roma III. Usando este término, estoy refiriendo a un **intestino sensible** que responde anormalmente a los **estímulos irritantes**. No creo que hay una distinción clara entre los diversos desórdenes funcionales del intestino "véa la figura 2." De hecho, muchos pacientes tienen síntomas de diversos desórdenes funcionales de intestino y por lo tanto no podemos diagnosticarlos con un síndrome específico.

❖　**¿De acuerdo a esta definición más amplia, cuánta gente tiene SII?**

Esto es muy difícil de contestar, y no estoy completamente seguro. Yo creo que mucha gente sufre por lo menos de uno o más síntomas gastrointestinales, aunque no los suficienes para que ellos busquen la atención médica que se necesitan. ¡Si utilizáramos el término más amplio de SII, imagínese cuánta gente no cabría en esta nueva definición!!

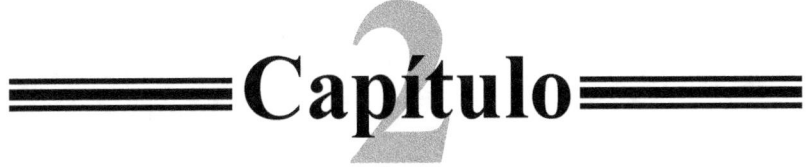

Capítulo 2

ETIOLOGÍA
(ESTUDIO DE LAS CAUSAS)

En este capítulo usted sabrá:

✓   *Qué causa síndrome irritable del intestino.*

✓   *Cuáles son los estímulos irritantes.*

✓   *Cómo los estímulos causan síntomas.*

✓   *Porqué su dolor abdominal cambia de lugares.*

✓   *Si éste desorden afecta solamente su intestino.*

✓   *Qué función tienen las células de mástil en SII.*

✓   *Sí la alergia del alimento está relacionada con SII.*

❖   **¿Qué causa síndrome irritable del intestino?**

SII es el resultado de un **intestino sensible** en respuesta a **estímulos irritantes**. Los síntomas del SII son realmente una mezcla de **motility intestinal anormal** (movimiento anormal de los músculos intestinales) y de la **sensación intestinal anormal.**

❖   **¿Cuáles son los estímulos irritantes?**

Hay varios estímulos irritantes "véase la figura 3."

Figura 3: Estímulos comunes que accionan síntomas del SII

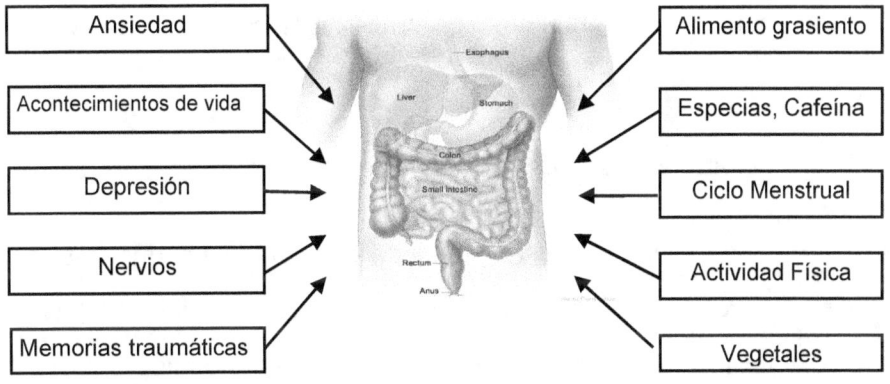

Ansiedad		Alimento grasiento
Acontecimientos de vida		Especias, Cafeína
Depresión		Ciclo Menstrual
Nervios		Actividad Física
Memorias traumáticas		Vegetales

❖   **¿Si éstos no son todos los estímulos irritantes, qué otros hay?**

Esta es una pregunta muy difícil. Este diagrama le da una idea general de los posibles estímulos irritantes. Sin embargo, en realidad, lo que lo provocaría podría ser una mezcla de éstos y otros estímulos y usted estaría en una posición mejor que yo para detectar cuáles son sus estímulos específicos.

❖   **¿Todos estos estímulos afectan a todos los pacientes?**

No. Cada individuo es afectado generalmente por apenas uno o dos de estos estímulos irritantes. Existen solamente algunos pacientes que son afectados por mas de un estímulo. Además, los síntomas generalmente son provocados por una mezcla de estos estímulos, por ejemplo: los estímulos psicologicos y de alimento, más bien que uno a la vez. En éste caso, generalmente hay un estímulo irritante importante, y el resto son de menor importancia.

❖   **¿Toda la gente responde igual a estos estímulos?**

Absolutamente no. Un paciente podria experimentar dolor abdominal a cierto alimento específico mientras que otro paciente puede experimentar diarrea.

❖   **¿Cómo causan síntomas estos estímulos?**

Para contestar a esta pregunta, primero tengo que hablar un poco sobre la función del sistema gastrointestinal. El sistema gastrointestinal mueve el alimento desde el estómago, hasta el intestino pequeño y eventualmente al intestino grande (el colon). Este movimiento se llama peristalsis y se regula en dos niveles. El primer nivel ocurre en el intestino y se llama el sistema nervioso entérico. El segundo nivel ocurre en el cerebro, que se llama el sistema nervioso central. Estos dos sistemas reguladores se ligan y el sistema entero se llama el eje del cerebro-intestino (BGA). Este eje transfiere toda la información entre el cerebro y la zona gastrointestinal (GI) en un formato bidireccional. El camino eferente transfiere datos del cerebro a la zona de GI y el camino aferente transfiere datos de la zona de GI hasta el cerebro.

Ahora contesto su pregunta: la respuesta básica es que los estímulos pueden accionar el dolor afectando el eje cerebro-intestino.

❖   **¿Qué hace el eje cerebro-intestino ?**

Figura 4: Una representación esquem ática del eje cerebral visceral (BGA)

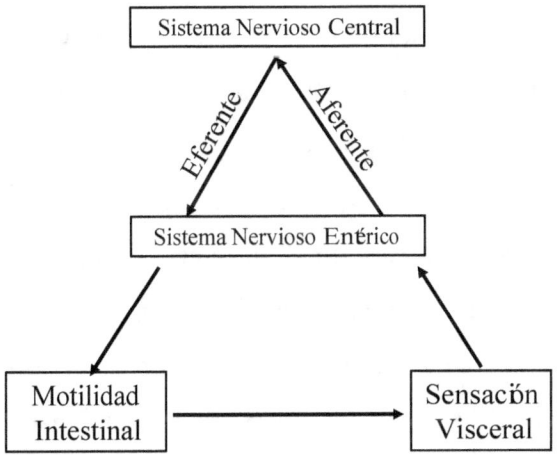

Como usted puede ver, el sistema nervioso central está conectado con el llamado sistema nervioso entérico (otro nombre para el sistema nervioso de GI) a través del nervio vago y los nervios comprensivos "véase el cuadro 4." Esta conexión permite el intercambio de la información entre los sistemas nerviosos centrales y entéricos. Hay receptores en la tripa que pueden detectar dolor y la presión. Cuando se irrita el intestino, estos receptores transportan esta información al cerebro con el camino aferente del BGA. El cerebro también puede controlar las funciones de la zona de GI, tales como digestión, secreción, absorción y movimiento del intestino con los caminos eferentes del BGA. Los estímulos del alimento generalmente afectan los caminos aferentes mientras que los estímulos psicológicos afectan generalmente los caminos eferentes.

❖   **¿Cómo ocurre el intercambio de datos entre los caminos aferentes y eferentes en el BGA?**

El intercambio de datos entre el sistema nervioso central y entérico ocurre con los caminos aferentes y eferentes. Los nervios transportan los datos de una manera similar que la información está transferida a través de los alambres eléctricos de su computadora.

Los datos viajan a través de los nervios por los impulsos eléctricos, que transfieren a partir de un nervio a otro a través de su conexión en terminales del nervio, llamado sinapsis. La transmisión en las sinapsis es principalmente un proceso químico. Cuando un impulso eléctrico alcanza el extremo del nervio en una sinapsis (también designada el nervio pre-sináptico), un agente químico se lanza a través del extremo de este nervio en el espacio de la sinapsis. El agente

Figura 5: Los impulsos de nervios eléctricos pasan a otros nervios a través del lanzamiento de neurotransmisores químicos en la parte terminal de los nervios (sinapsis)

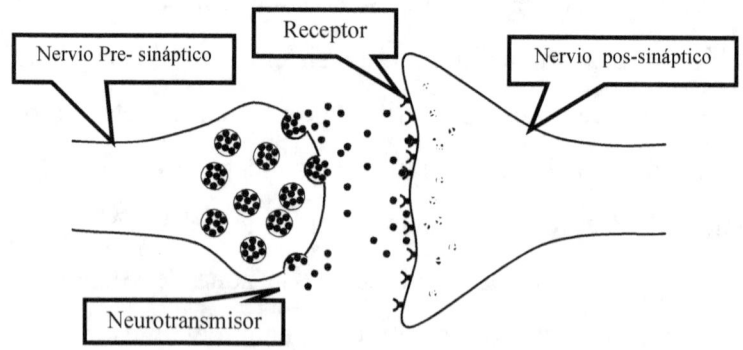

químico se llama un neurotransmisor. Viaja a través del espacio sináptico al otro nervio (también designado el nervio pos-sináptico) y de las raíces a su receptor. Este proceso acciona un impulso eléctrico en el nervio pos-sináptico. Así es cómo los saltos eléctricos de un impulso pasan de un nervio a otro "véase la figura 5."

La seratonina es uno de estos neurotransmisores. De hecho, es uno de los neurotransmisores más importantes del BGA. ¡Ahora viene la parte interesante! El mismo neurotransmisor puede transportar mensajes diferentes al nervio pos-sináptico. ¿Cómo? Porque el tipo de receptor en el nervio pos-sináptico determina el tipo de respuesta que ocurre del neurotransmisor. Esta característica del neurotransmisor y diverso tipo de receptores son la base para los descubrimientos de drogas nuevas. Por ejemplo, una medicina que bloquea el receptor tipo 3 receptor de seratonina puede dar lugar a una disminución del movimiento gastrointestinal (estreñimiento) mientras que una medicina que estimula el receptor tipo 4 de seratonina puede causar el movimiento gastrointestinal de aumento (diarrea). (¿No es eso extraño?).

❖ **Ésto se está complicando. Seratonina, sinapsis y ahora variedades de receptores. ¿Cuál es el uso de toda esta información?**

Este conocimiento básico le ayudará a entender mejor los mecanismos del síndrome irritable del intestino (SII). Cuando usted está considerando opciones terapéuticas, es de gran importancia tener una descripción de estos mecanismos. La mayoría de los medicamentos nuevos que se recetan actualmente están trabajando con estos caminos del receptor.

❖ **¿Cómo crea el movimiento anormal del intestino muchas variedades de síntomas en SII?**

¡Buena pregunta! Ayuda a tener un ejemplo. Una contracción simultánea severa prolongada (espasmo) en una cierta parte de la zona GI, particularmente en el extremo del intestino grande, puede producir dolor y el estreñimiento. Al mismo tiempo, una peristalsis propulsiva poderosa del intestino (movimiento delantero del intestino) puede dar lugar a la evacuación rápido del taburete en algunos casos, causando diarrea.

En otros casos, este estorbo de motilidad puede parar la actividad peristáltica normal, causando el estreñimiento.

❖ **¿Por qué mi dolor abdominal cambia lugares?**

La zona del GI es uno de los órganos principales dentro del abdomen. Un espasmo en diversas partes de la zona del GI puede producir dolor en diversas áreas del abdomen. Por ejemplo, un espasmo de la porción gastro-duodenal (el estómago y la primera parte del intestino pequeño) se puede experimentar en (el abdomen medio superior, apenas debajo del hueso del pecho) el área epigástrica. Un espasmo intestinal pequeño puede ser experimentado alrededor del ombligo y un espasmo en los dos puntos se puede experimentar en cualquier lado del abdomen más bajo, dependiendo de la presencia de un espasmo en el lado izquierdo derecho o de los dos puntos. Además, el dolor no se restringe a estas áreas y se puede experimentar en otras piezas del abdomen así como simultáneamente adentro de varios diversos lugares.

❖   **¿Un espasmo se asocia siempre al dolor?**

No. Según lo mencionado arriba, los problemas de motilidad dan lugar a una variedad amplia de síntomas, no solo a dolor. Por ejemplo, muchos individuos se quejan de hinchazón estomacal, de plenitud, de diarrea y/o del estreñimiento.

❖   **No tengo ningún problema con motilidad intestinal. Mi punto principal es dolor. ¿Es posible tener dolor sin dificultades de motilidad?**

SII es una mezcla de motilidad intestinal anormal (desmotilidad) y de la sensación intestinal anormal (hipersensibilidad). SII es basado en el modelo intestinal de la "dysmotility-hipersensibilidad". Estas dos características dominantes están en los extremos opuestos del espectro de SII. Podemos localizar la mayoría de los problemas de SII en alguna parte en el centro de este espectro

Figura 6: Espectro de síntomas con relación a anormalidades en SII

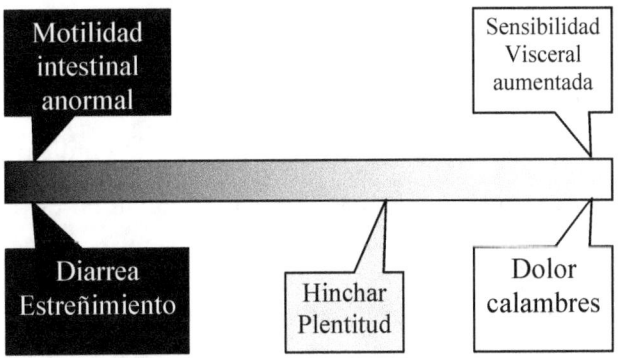

"véa la figura 6."

En un final del espectro están los individuos que tienen motilidad intestinal normal con hipersensibilidad extrema. Estos individuos pueden sentir dolor con contracciones intestinales mínimas o aún normales. En el otro lado del espectro están los individuos que tienen motilidad intestinal anormal sin hipersensibilidad. Estos individuos pueden experimentar muchas contracciones intestinales sin ningún dolor o malestar abdominal, y tienen generalmente diarrea o estreñimiento sin dolor.

❖ **¿Si uno o algunos estímulos están ocacionando mis síntomas, por qué mis síntomas no se presentan siempre con los mismos estímulos? ¿En otras palabras, por qué tengo síntomas por intervalos?**

Asi como usted puede recordar, los síntomas son debido a los estímulos ambientales. Lo más a menudo posible, la presencia de solamente un estímulo no es suficientemente fuerte para causar síntomas; sin embargo, una combinación de dos o más estímulos puede accionar síntomas. Por ejemplo: considere Miranda, estudiante de universidad con especialidad en literatura. Durante los exámenes finales, ella experimenta dolor abdominal, hinchazon estomacal y diarrea al consumir las especies y los alimentos amargos. Durante este período, ella no tiene ningun problema con el alimento no-picante y nunca ha tenido dificultades con el alimento picante en el pasado. En el caso de Miranda es una combinación de dos estímulos que dan lugar a sus síntomas. También es significativo que los estímulos combinados crean uno de los problemas principales en identificar el estímulo causante.

❖ **Recientemente atendí la boda de mi hermana, que fue uno de los días más felices de mi vida. No tengo ningun problema psicológico sino que experimenté el dolor abdominal severo ese día. ¿Por qué sucedió esto?**

Los estímulos psicológicos no se limitan a la depresión o a la tristeza. Cualquier cambio en la forma de vida o el ambiente, sea bueno o malo, podría dar lugar a ansiedad ó tensión, que son estímulos muy potentes.

❖ **¿Usted me está diciéndo que a pesar de todos los síntomas del dolor, hinchazón abdominal y otros síntomas, tengo una zona normal de GI!?**

¡Sí y no! Su zona de GI podria verse normal si usted ha sido examinado con una serie convencional de pruebas de diagnóstico, incluyendo la endoscopia, colonoscopia, las radiografías y las pruebas de laboratorio.

❖ **¿Estoy sano?**

Algo asi parece. Su zona de GI parece normal. Sin embargo, a pesar de un aspecto normal, este sistema tiene problemas funcionales, que dan lugar a síntomas de SII.

❖ **He sido referido a varios médicos y después de extensa evaluación me dijeron que "usted está sano y todo está en su** cabeza." Pero yo estoy seguro que hay algo malo en mí. Asi es que segui cambiando doctores hasta figurar mi problema. ¿Ahora, usted me está diciendo que tengo un desorden?

Sí. Realmente, la aceptación y el entender de su desorden son la llave y uno de los pasos dominantes en su tratamiento acertado.

❖ **Finalmente, después de todos estos años, me siento un poco mejor ahora que sé que tengo un desorden. Todos pensaban que todo estaba en mi cabeza y creían que estaba enfermo, "loco" o que me gustaba jugar al enfermo. ¡Estaban tan equivocados!**

Sí. Su desorden es muy bien conocido por la mayoría de los médicos. Es incluso posible ver las anormalidades de motilidad del GI cuando ciertas pruebas sofisticadas se realizan. Sin embargo, debido a las varias complejidades asociadas con administrar estas pruebas, típicamente no se realizan. Así, la diagnosis de SII se basa sobre todo en datos clínicos, incluyendo una historia detallada, exámen físico cuidadoso y simples pruebas de laboratorio.

❖ **He tenido este desorden por muchos años y pienso que el desorden me esta alterando los nervios, más bien que mi nerviosismo causa este desorden. ¿Qué piensa usted?**

Usted puede tener la razón "véa la figura 7." SII es el resultado de motilidad anormal de la zona del GI (desmotilidad) y de la sensación anormal de la zona del GI (hipersensibilidad). Estímulos psicológicos, alimenticios y ambientales pueden dar lugar a dolor, hinchazón estomacal, plenitud y otros síntomas. Por lo tanto, el individuo hace preguntas como: ¿qué está pasando? ¿Qué está

Figura7: un círculo vicioso de IBS

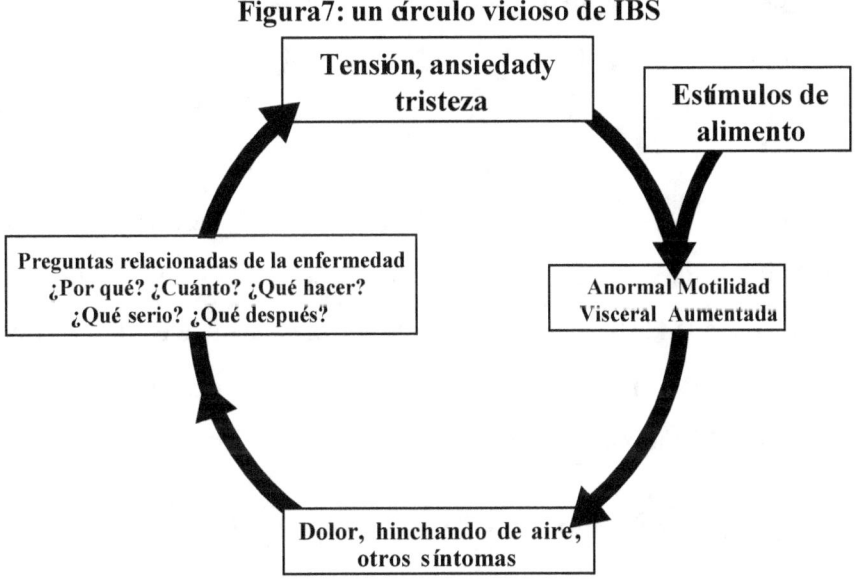

causando estos problemas? ¿Es un problema serio? ¿Tengo cáncer? ¿Cuanto tiempo dura? ¿Podrá arreglarse sólo o hay una solución rápida? Tales preguntas y preocupacionespueden dar lugar a la tensión y a la ansiedad. ¡Como usted ve, se termina en un ciclo vicioso! Ahora la pregunta es, ¿que viene primero, el pollo o el huevo?

❖ **Usted me está diciendo que todos mis problemas estan viniendo de estímulos ambientales. ¿Pero por qué solamente yo? Hay mucha otra gente en esta misma situación y no tienen estos problemas.**

Realmente, no sabemos qué causa que la gente que vive en condiciones ambientales similares a tener diversos problemas de salud. Ciertamente, los factores genéticos desempeñan un papel importante. Por ejemplo, su sistema nervioso central o entérico puede estar considerablemente más sensible a los estímulos comparados a otros. De seguro, la estructura de su cuerpo y respuesta a los estímulos ambientales no será igual. Sin embargo, no podemos culpar todo en la genética. Creemos que los varios factores ambientales como infecciones, tensión y el alimento podrían dar lugar a algunos cambios en el BGA y la zona intestinal que causan hipersensibilidad o desmotilidad. Para tener SII, usted necesita una zona del GI que sea más sensible a los estímulos irritantes y a la presencia de estímulos que provocan. Ni unos ni otros de estos dos factores son capaces de crear síntomas de SII individualmente.

❖ **¿Este desorden afecta solamente mi intestino?**

No. Como mencioné anteriormente, este desorden podría tener síntomas extraintestinales (fuera de la zona del GI). Parece que la mayoría de los órganos que son regulados por el sistema nervioso autonómico podrían tener problemas funcionales similares. Por ejemplo, la contracción anormal del músculo liso en la pared de la vejiga urinaria podría manifestarse como frecuencia urinaria; semejantemente, la contracción lisa anormal del músculo en el útero podría dar lugar a la menstruación dolorosa (dismenorrea). Así, usted puede experimentar una variedad de síntomas intestinales adicionales.

❖ **Me pregunto, ¿si todos los síntomas son igualmente relacionados a los mismos estímulos?**

No. Por ejemplo, el dolor, la diarrea y el hinchazón abdominal se pueden relacionar con la comida, mientras que el estreñimiento, la flatulencia, y la evacuación incompleta (un sentido de los movimientos de intestino incompletos) no se relacionan generalmente con la alimentación.

❖   **Mi doctor me dijo que mis síntomas pueden estar relacionados con alguna infección en mi estómago. ¿Qué piensa usted?**

Varios estudios han indicado una asociación entre dispepsia sin úlcera y la presencia de una bacteria en el estómago que se llama Helicobacter Pylori. Dispepsia sin úlcera es otra enfermedad funcional del intestino que principalmente se presenta con dolor en la parte superior del abdomen y de la dispepsia. Debo mencionar que esta infección es la infección más común en el mundo y hasta 20% de individuos sanos en los Estados Unidos han indicado que tienen esta infección en el estómago. En otros países, esta infección es aún más frecuente y las tarifas son tan altas como 70-80%. Hasta ahora, los estudios no han indicado esa extirpación de los resultados de esta bacteria en una mejora a largo plazo de síntomas en pacientes con dispepsia sin úlcera. Esta bacteria debe ser suprimida, no sólo porque puede causar la ulceración péptica, sino que también puede dar lugar a cáncer gástrico. Hay una cierta conexión entre SII y la dispepsia sin úlcera. En hecho, en un estudio los investigadores demostraron que en esos pacientes con SII que tengan síntomas dispépticos, hay un índice más alto de la infección de H. Pylori [15]. Pero en general no hay relación clara entre H. Pylori y SII.

❖   **Era totalmente sano hasta mi viaje a Nuevo México el año pasado, donde tenía un caso tremendo de la gastroenteritis por**

algunos días. Desde entonces, he estado sufriendo de SII. Nada en mi ambiente, incluyendo el alimento o la tensión, ha cambiado sobre el año pasado. ¿Por qué tengo SII ahora y no antes de mi viaje?

¡Una pregunta muy difícil de responder! Un número limitado de estudios divulga la ocurrencia de SII que sigue la gastroenteritis infecciosa (SII poste-infeccioso). Regresemos de nuevo al modelo "hipersensibilidad-desmotilidad." Cualquier proceso infeccioso es asociado a las células inflamatorias y al lanzamiento de sus intervenciones, que se llaman los cytokines. Estos compuestos pueden afectar los nervios locales y aumentar su sensibilidad. Por ejemplo, suponga que usted tiene una quemadura en su brazo. El área que rodea la quemadura es generalmente supersensitiva al tocar y los estímulos son muy dolorosos. Esto es debido al efecto de las células inflamadas y de productos químicos que se lanzan (los citokines). Citokines pueden afectar el sistema nervioso entérico en la zona y el resultado del GI en disturbios con el funcionamiento del sistema. Esto puede dar lugar a dolor y a diarrea durante una gastroenteritis aguda. En la mayoría de los casos, los cambios inflamatorios inducidos son parte de un proceso transitorio que disminuyen la infección y la inflamación se desploma. En algunos casos el efecto de este proceso inflamatorio persiste en la forma de sensibilidad estorbada y la motilidad del intestino, a pesar de que la mayoría del proceso inflamatorio se ha resuelto. En tales casos, los estímulos que antes no causaban dolor y dismotilidad, son capaces ahora de hacer y causar síntomas.

Considerando eso, SII pos-infeccioso abarca solamente una minoría de casos de SII y la mayoría de pacientes con no caben en esta categoría.

❖   **¿La sensibilidad creciente de mi intestino se debe solamente a la irritación del camino aferente del BGA?**

No. La sensibilidad creciente del intestino puede ocurrir debido a los varios problemas asociados al BGA. En el ejemplo arriba, la irritación

Figura 8: La relación de sensación de dolor y severidad de estímulos

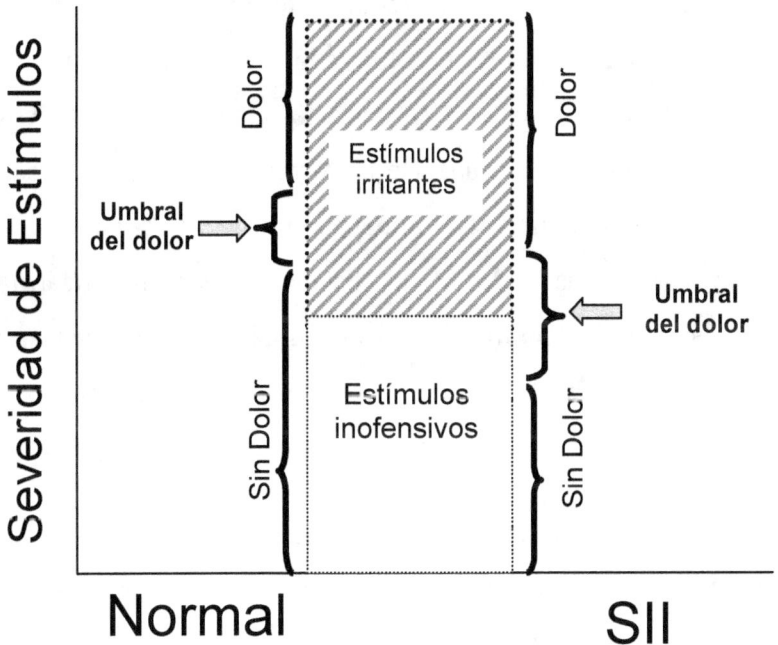

experimentada en las terminaciones del nervio del camino aferente del BGA son debido a los citokines. El lanzamiento de otros productos químicos como mediadores de las células del serotonin y del mástil (véa abajo) pueden dar lugar a hipersensibilidad intestinal. Por otra parte, muchos pacientes de IBS tienen problemas con los componentes centrales del BGA o del cerebro.

La figura 8 demuestra que en la gente normal, no todos los estímulos irritantes podrían dar lugar a la sensación del dolor. ¿Por qué? Hay un centro inhibitorio del dolor dentro del cerebro que puede suprimir la sensación del dolor. Esta área utiliza los productos químicos tales como narcóticos hechos localmente (endorfinas) y otros neurotransmisores "para trampear" su mente a pensar que usted no está experimentando el dolor. En la gente normal, los estímulos (inofensivos) no resultan en dolor. Sin embargo, entre pacientes con SII, el centro de dolor funciona incorrectamente. Esto puede dar lugar a la sensación creciente del dolor con los estímulos irritantes mínimos (hiperalgia). En casos severos de SII, hasta los estímulos inofensivos pueden resultar en dolor (alodynia). De la misma manera, la motilidad gástrica normal que sigue una comida normal puede resultar en dolor. Las emociones, las sensaciones y la tensión pueden modificar la función de este centro inhibitorio y es común que el bienestar psicológico tenga un impacto importante en la magnitud y la severidad del dolor percibido.

❖   **He oído que una tonelada de bacterias viven en la zona intestinal. ¿Es eso verdad? Y si es así, ¿cuál es el papel de las bacterias intestinales en SII?**

La zona intestinal es la superficie más grande que conecta el cuerpo humano con el ambiente externo. El alimento se expone a más de 2000 pies cuadrados de la superficie intestinal y varios grupos de bacterias viven en diversas partes de la zona del GI. Por ejemplo, el número de bacterias en la boca es cerca de 100 mil millones colonias por milímetro cúbico de saliva. Hay una cantidad similar de bacterias en el intestino y el taburete grandes. Estas bacterias son flora normal (buenas bacterias) y tienen una relación simbiótica con el cuerpo. De hecho, protegen a nuestros cuerpos contra la invasión de malas bacterias. Debido al ambiente ácido del estómago, así como las enzimas digestivas en el intestino pequeño, el ambiente del intestino pequeño está casi libre de gérmenes. Recientemente, los investigadores han propuesto que uno de los culpables de SII es un desequilibrio de bacterias buenas y las malas en el grande intestino.[16] No están en la forma de gastroenteritis o de enfermedad diarreica aguda sino de resultados en la anormalidad de cytokines. En un estudio, el desequilibrio de cytokines fue invertido cuando las buenas bacterias en el intestino eran restauradas. [16]

❖ **El verano pasado me fui a la bancarrota y estaba bajo una enorme tensión, en eso mis síntomas de SII comenzaron. Ahora ya estoy trabajando y mis finanzas están bien. No tengo la tensión de antes y todavía tengo los mismos síntomas. ¿Cómo usted explica mi situación con su teoría del síntoma de los estímulos?**

Antes de contestar esta pregunta, déjeme decirle que una nueva investigación encontró que la tensión juega un gran papel en desórdenes de la zona del GI. Debo mencionar que este campo de investigación es una de las areas menos exploradas de la fisiología del GI. Algunos investigadores han estudiado la relación entre la tensión y la zona del GI en ratas (las ratas odian el agua y su miedo de ahogarse produce la tensión significativa). Estos estudios han encontrado que después de 5 días de exposición a la situación agotadora, el número de las células del mástil en los intestinos de las ratas aumentó.[17, 18]

Ahora usted puede preguntar, ¿qué es una célula del mástil? Las células del mástil son algunos de los intermediarios en la cadena del eje cerebro-intestino. En hecho, estas células representan uno de los extremos más importantes de los efectos del BGA en los mediadores numerosos químicos de la zona y del lanzamiento del GI y de citokines en respuesta a la actividad creciente de los nervios eferentes de BGA (BGA hecho salir). Estos mediadores cambian la sensibilidad sensorial del nervio, la integridad intestinal de la barrera, las características inmunes intestinales, la motilidad intestinal y muchas otras funciones intestinales.[19] Entre una amplia gama de efectos fisiológicos de los mediadores de la célula del mástil en la zona del GI, existe una sensibilidad creciente de terminales sensoriales del BGA aferente (BGA entrado). La actividad creciente de los nervios sensoriales aferentes podría dar lugar a la actividad creciente de BGA que alternadamente da lugar a salida creciente de éste sistema en la forma de descarga creciente de los nervios eferentes del BGA. La descarga creciente de los nervios eferentes del BGA traduce a un aumento en el lanzamiento de los mediadores de la célula de mástil. Esto crea otro lazo cerrado o ciclo vicioso en el SII. Déjeme ahora reformular su pregunta: ¿Si me expongo a la tensión, es el efecto de la tensión en mi cuerpo transeúnte o permanente? ¡No puedo proporcionar una respuesta clara a mi propia pregunta! ¿Es divertido, no? Véa la figura 7 para entender cómo la tensión afecta el aparato gastrointestinal y crea un ciclo vicioso que pueda persistir incluso en ausencia de factores iniciales.

❖   **¿Y las células del mástil en la zona humana del GI? ¿Cuáles son sus funciones en el SII?**

Hay solamente algunos estudios humanos que tratan esta edición. Mis cólegas y yo publicamos recientemente un estudio sobre el papel de la tensión entre voluntarios sanos.[20] Encontramos que el número de las células del mástil en la mucosa del colon tuvieron un aumento después de una situación estresante como el poner la mano en agua helada por 15 minutos por 5 días consecutivos. Este procedimiento causa dolor atroz y sirvió como la fuente de estrés en nuestro estudio (muy cruel, no es?). Investigamos los efectos de esta situación estresante en los aparatos gastrointestinales de los sujetos. Nuestros resultados indicaron que las células del mástil lanzaron sus mediadores en la mucosa gastrointestinal y esto fue asociada a un daño a la mucosa de la célula. ¿Es posible aplicar estos resultados al SII? No exactamente. Pero sugieren un proceso de cambios estructurales en la zona del GI después de una situación estresante. Otros estudios han encontrado que los sujetos con SII tienen más células del mástil en la mucosa pequeña del intestino y estas células están en proximidad cercana a los nervios aferentes sensoriales de la mucosa.[21, 22] Hay también algunas instancias de pacientes con SII con síntomas severos que tienen una abundancia de células del mástil en la mucosa de su intestino pequeño. Esta condición se conoce como enterocolitis de la célula del mástil.[23]

❖   **¿Usted está diciendo que la tensión podría dar lugar a cambios y a daños permanentes a mi intestino?**

Hasta ahora, nuestro conocimiento científico del efecto de la tensión en la zona del GI es limitado y no podemos indicar con certeza cuánto tiempo el efecto de la tensión en la zona del GI persiste en cada individuo. En la mayoría de los individuos el efecto de la tensión en el cuerpo es transitorio y disminuirá eventualmente. Asi como este proceso es diferente entre pacientes con SII requiere de investigación adicional.

❖ **Tengo malas memorias de mi niñez. ¿Usted cree que mi problema corriente con el SII tiene que ver con estas memorias?**

❖ **Dr. Drossman:** El SII es un desorden donde síntomas de dolor, diarrea y estreñimiento pueden ser influenciados por pensamientos y sentimientos.[24, 25] Esto no es una sorpresa; es común tener síntomas intestinales cuando hay estrés, como antes de dar una presentación, viajar, cuando ocurre algo emocionalmente molesto como abuso físico o sexual o al perder una persona querida. Pero la mente también tiene la habilidad de suprimir el dolor y otros síntomas a través de la hipnosis, la meditación o la relajación. Nosotros le llamamos la conexión "cerebro-intestino." Ahora hay pruebas científicas que las malas memorias de la niñez como el abuso, la privación emocional, el abandonamiento y pérdidas mayores contribuyen a los síntomas gastrointestinales y otros problemas mas tarde en la vida.[26, 27] En vez de causar el SII, nosotros creemos que estas experiencias traumáticas y las emociones que resultan causan ciertos cambios psicológicos en el cerebro que impiden su habilidad de regular los síntomas. En estos casos los antidepresivos y tratamientos psico sociales pueden ser muy útiles.

❖   ¿Es la tensión el único estímulo psicológico que afecta mis síntomas?

Desafortunadamente no. La tensión es solamente un estímulo psicológico que puede desempeñar un papel en el desarrollo y el curso de SII. Otros estímulos psicológicos incluyen la depresión, el dolor crónico, acontecimientos de vida y el ínsomnio. Usted también debe considerar que dependiendo de mecanismos que hacen frente Del individuo, el efecto de la tensión ambiental en el cuerpo varía bastante. Discutiremos esto en mayor detalle en el capítulo de tratamiento.

❖   Vi al Doctor de mis alergias y el explicaba mi enfermedad alérgica y utilizó el término "células del mástil" muy a menudo. ¿Es esto el mismo tipo de célula del mástil que usted está hablando?

Sí. Las células del mástil tienen varias diversas funciones en el cuerpo. Desempeñan un papel vital en la iniciación y la persistencia de alergias, protegiendo el cuerpo contra agentes infecciosos y activando el sistema inmune del cuerpo.[19]

❖   ¿La rinitis alérgica (nariz congestionada y que moquea debido a la alergia) y otros tipos de alergias se relacionan al SII?

Mis colegas y yo hicimos una investigación y encontramos que los desórdenes alérgicos están íntimamente asociados al SII. Los resultados de este estudio indicaron que los pacientes con SII tienen un índice elevado de alergias.[28] Igualmente, los pacientes con desórdenes alérgicos tienen una frecuencia más alta de SII. Estos descubrimienteos no nos sorprenden. Como resultado de estos datos, recomendamos crear una subcategoría del SII llamada "SII atópico," que incluiría pacientes con SII típicos que también tienen una historia extensa de la alergia, incluyendo el eczema (alergia de la piel), la fiebre del heno (alergia al alergénico ambiental común y los presentes con la nariz congestionada y que moquea y el estornudo) y asma.

❖ **¿Y la "alergia al alimento?" ¿También está relacionado al SII?**

Dr. Farhadi: Estos dos son entidades separadas. Sin embargo, algunas veces cuesta diagnosticar estas dos entidades claramente. Las señales de estos síntomas es una reacción inmediata o constante a un alimento o a una clase particular de alimento. Estas reacciones incluyen la hinchazón, dolor en la boca y la garganta, dolor abdominal y diarrea inmediatamente después de la ingestión del alimento particular. Estos síntomas pueden o no se pueden asociar a la comezon, a la erupción, a las colmenas o a la falta de aire y de la respiración. La forma extrema de la alergia del alimento puede presentarse como anafilaxis (vida severa que amenaza la respuesta alérgica que requiere cuidado y resucitaciones críticos urgentes). De vez en cuando, la alergia al alimento se puede presentar con los síntomas sutiles o retrasados que hacen el diagnóstico de este desorden muy difícil.

Dr. Tobin: Lo puede ser. Con una alergia el dolor abdominal puede estar acompañado de picazón de labios, dentro de la boca, lengua o garganta y hasta puede causar inflamación en estas áreas y afectar la habilidad de hablar y tragar. Algunas persona sufren de picazón de la nariz, sarpullidos en la piel o ronchas con diarrea. Cuando una persona tiene inflamación severa, dificultad con la respiración o mareo, se dice que la persona tiene una reacción anafiláctica a esa comida y la debe evitar completamente y llevar consigo epinefrina para tratarla. Reacciones alérgicas a la comida normalmente ocurren dos horas después de comer y recurren cada vez que se consume esa comida. En los adultos las comidas mas frecuentes que causan problemas son las manías, el pescado y los mariscos. Personas con alergias relacionadas a la temporada del año o con una historia de ronchas alérgicas pueden tener peores reacciones durante la primavera o el otoño. Pueden tener reacciones a frutas y vegetables que comparten proteínas con el polen. Una reacción con picazón o inflamación que no pasa de la boca se le conoce como síndrome de alergia oral. Repito que picazón, diarrea o problemas al respirar pueden acompañar los síntomas orales con ciertas comidas. Estas alergias pueden ser más difíciles de identificar pero un diario de comida es una muy buena manera de evaluar el papel de la alergia en el SII. Algunas comidas que causan este tipo de problemas son manzanas, zanahorias, bananos, melones, nueces y tomates.

❖   **Yo no puedo tolerar la leche. Cada vez que la tomo, tengo hinchazón y diarrea. ¿Soy alérgico a la leche?**

Dr. Tobin: Esto no es una alergia a la leche. Es una reacción común de la intolerancia láctica. Es causada por la falta de una enzima o proteína que rompe la proteína de la leche. A veces usando productos con la enzima lactasa puede lograr que usted tome leche sin síntomas.

La intolerancia láctica es común en familias de origen Mediterráneo pero también puede ocurrir después de una infección intestinal severa y con la edad.

❖ **No he viajado al extranjero y tampoco he tenido ningun cambio reciente en el ambiente como mi dieta o tensión. Sin embargo, tengo diarrea que comenzó gradualmente hace 6 meses. ¿Existe algun subgrupo de SII al cual yo pertenezca?**

El otro nuevo desarrollo en el campo de SII es en el desequilibrio de citokines entre pacientes con SII.[16, 23, 29] Como usted puede recordar, los citokines son los químicos que son lanzados por las varias células, particularmente inmunes y las células del mástil. Hay citokines favorable-inflamatorios y anti-inflamatorios en el cuerpo. El desequilibrio entre los cytokines en el SII está en favor del predominio de los cytokines anti-inflamatorios del excedente favorable-inflamatorio. Este desequilibrio en SII señala hacia (pero no es obvio) un proceso inflamatorio abierto subclinical suave que no se puede detectar por nuestros métodos de diagnóstico convencionales, tales como endoscopía o biopsia del tejido fino (exámen microscópico). Es un resultado de SII en un subgrupo de pacientes con la diarrea predominante y no se aplica a todos. La importancia y el uso terapéutico en el SII todavía debe ser determinada.

❖ **Parece que hay varias subclases de SII: pos-infeccioso, pos-tensión, atópico... ¡esto es muy confuso!**

Bien, esto es todo verdad en un sentido. No hay una clasificación formal en SII según lo mencionado aquí. Creo que SII es una presentación de diversas "enfermedades" que comparten una cosa en común: "dysmotilidad-hipersensibilidad". Sin embargo, nuestro conocimiento actual es limitado y no permite envolvernos fuera de estas enfermedades y así, juntarlas todas debajo de un paraguas de unificación del SII. Consecuentemente, la diagnosis del SII se basa en la presencia de un sistema colectivo de síntomas y de la ausencia de otros desórdenes orgánicos del GI .

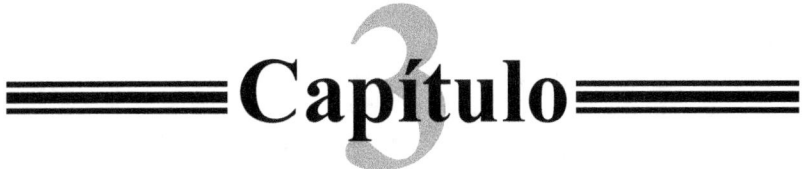

Capítulo 3

SÍNTOMAS
(QUEJAS)

En este capítulo usted sabrá:

✓　Cuáles son los síntomas del SII .

✓　Por qué el dolor abdominal es ocacionado generalmente por el alimento.

✓　La pérdida de peso y pérdida de apetito son síntomas de SII.

✓　Cuál es el curso natural del SII .

✓　Qué va a suceder.

✓　Si el fumar es un estimulante.

✓　Cuál es la fuente de tanto gas?

✓　Cómo la intolerancia láctica puede crear síntomas similares al SII.

❖   **¿Cuáles son los síntomas del SII?**

Figura 9: Síntomas comunes asociados con SSI

Baje el dolor abdominal		Hinchazón
Plenitud		Distensión abdominal
Diarrea		agruras
Taburete de mucosidad		Flatulencia
Hipotensión		Lengua cubierta
Fatiga		Mal aliento
Manos frías		Gas
Dolor de cabeza		Eructar
Palpitaciones		Estreñimiento
Dismenorrea		Reflujo
Frecuencia urinaria		Evacuación incompleta

A primera vista, los síntomas del SII parecen estar limitados al aparato gastrointestinal. Sin embargo, hay numerosos síntomas fuera de la zona GI que también se asocian al SII, vea la figura 9. Estos síntomas extraintestinales se relacionan principalmente con la ansiedad generalizada subyacente.Los síntomas del SII incluyen una amplia gama de quejas tales como dolor abdominal, calambres, hinchazón abdominal, plenitud, distensión abdominal, estreñimiento, lengüeta incompleta de la flatulencia, la nausea y eructación. Los síntomas extraintestinales del SII incluyen dolores de cabeza, palpitaciones, frecuencia urinaria (micción frecuente), la menstruación dolorosa (dismenorrea) y las manos frías. Es común que el SII tenga que ver con el dolor muscular difuso (fibromialgia) y síndrome de fatiga crónico (el sentido de la carencia de energía y cansancio todo el tiempo).

❖   ¿ Todos estos síntomas están presentes en todos los pacientes?

No. La mayoría de los pacientes de SII presentan solamente algunos de estos síntomas.

❖   **¿Cómo describiría el dolor abdominal en el SII?**

El dolor abdominal en el SII puede presentarse de diversas maneras y la calidad y la frecuencia del dolor pueden variar. Típicamente, el dolor abdominal en el SII es un dolor embotado que ocurre alrededor del ombligo (área periumbilical) y generalmente es provocado al comer. También puede ser experimentado como quemazó y dolor en el abdomen superior. Además, el dolor puede ser como un calambre y ocurre en la parte izquierda inferior del abdomen. Este dolor abdominal mejora generalmente con un movimiento intestinal. El sitio del dolor puede cambiar con el tiempo. También puede ser experimentado como un dolor cortapunzante debajo del abdomen o en el recto.

❖   **¿Por qué dolor el abdominal es generalmente ocasionado por el alimento y aliviado por un movimiento intestinal?**

¡Buena pregunta! No es sorpresa que los desórdenes funcionales del GI ocurren cuando está funcionando la zona de GI. Una analogía sería un problema con su coche que es solamente evidente cuando lo maneja. Obviamente, el consumo de alimento aumenta la actividad de la tripa vía distensión del estómago y esto resulta en la actividad de BGA y la liberación de hormonas. Todo esto causa la extensión de la zona gástrica que reacciona en términos de motilidad y sensibilidad. El alivio de síntomas después de la evacuación intestinal es principalmente debido al alivio de la presión que ha sido aumentada en el colon debido a distensión del colón.

❖ **¿Por qué los síntomas no están siempre presentes? ¿Por qué los tengo solamente algunas veces?**

Los síntomas son el resultado o reacción de uno o más estímulos. Por ejemplo: imagínese que usted siente tensión debido a su nuevo negocio. Usted puede experimentar problemas severos cuando come ciertos alimentos, mientras que usted puede gozar del mismo tipo de alimento sin ningunos problemas durante sus vacaciones. Así, la presentación de síntomas pueden variar dependiendo de la situación.

❖ **¿Es esta la respuesta a diversos estímulos parecidos?**

No. Según lo mencionado arriba, hay una amplia gama de síntomas en esta enfermedad. En un lado del espectro están esos síntomas que son el resultado de la hipersensibilidad intestinal, como el dolor abdominal. En el otro extremo están los síntomas que resultan de la desmotilidad intestinal, como la diarrea y el estreñimiento. Hay solamente una minoría de pacientes con SII cuyos síntomas están en uno u otro extremo de este espectro y se presenta con problemas de dolor de motilidad. La mayoría de los pacientes de SII tienen síntomas que bajan en el centro del espectro como calambres, plenitud, náusea y distensión. No se sorprenda si usted tiene síntomas múltiples a lo largo de este espectro.

❖ **¿La pérdida de peso y la pérdida de apetito son síntomas de SII?**

No. Estos síntomas son banderas rojas y casi siempre son de un desorden orgánico. Una característica del SII es de mantener un peso constante a cierto plazo. De antemano ninguna indicación de la pérdida de peso o pérdida de apetito, fiebre, anemia o la sangre en el taburete es parte del SII y debe ser investigada seriamente.

❖ **¿Cuál es el curso natural de SII? ¿Qué me va a pasar?**

Este desorden es típicamente una condición crónica con síntomas intermitentes. Es decir, el SII puede molestarle por cierto período de tiempo y después puede disminuir por algunos días, semanas o meses, después de lo cual el ciclo comienza de nuevo. De hecho, la longitud del tiempo que persisten los síntomas dependen de la presencia de estímulos y podría variar.

❖ **¿Esto significa que voy a tener este problema para siempre?**

Desafortunadamente, sí. Esta es la razón por la cual muchos pacientes con SII han sido tratados por muchos doctores.

❖ **Así pues, es menos probable tener un intervalo enfermedad-libre a largo plazo. ¿Hay ocasión de la remisión completa?**

Aunque las ocasiones son pocas, la remisión completa sigue siendo posible. Cada año, una pequeña minoría de pacientes alcanzan la remisión completa, o sea que si vale la pena mantener el optimismo.

❖ **¿Qué clase de alimento se considera un estimulante?**

Es muy difícil contestar esta pregunta. El alimento afecta a individuos diferentemente. Por ejemplo, la soda produce hinchazón estomacal y dispepsia en unos casos, mientras que en otros releva la dispepsia. La fruta y los vegetales frescos causan malestar en algunos individuos, aunque la mayoría de pacientes no tiene ningun problema con este tipo de alimento. Por lo tanto, el definir un alimento estimulante no es ni factible ni práctico. No hay regla fija que dice que las especies son estimulantes o que el pan blanco no es un estimulante. La regla de "un tamaño para todos" no se aplica aquí. De hecho, la definición del alimento estimulante se basa solamente en las experiencias personales del individuo.

❖ **¿Usted me dice que la comida no es un estimulante de por sí mismo y ciertas comidas son estimulantes para algunas personas algunas veces?**

Absolutamente, sí. Parece que usted ya me entendió.

❖ **Ahora ya entiendo que no podemos determinar exactamente qué alimentos son estimulantes. ¿Podría usted por lo menos decirme qué clase de alimento típicamente se considera tipicamente un estimulante?**

Las salmueras—especialmente salmueras en ajo, salsa de ajo cruda o frita, las cebollas crudas, las especies y las pimientas rojas o negras son los estimulantes principales. También el jamón, salchicha, pizza, soda y los alimentos que contienen salsas y los adobos pueden ser estimulantes potentes. La sopa vegetal, el alimento con mucha grasa y el alimento frito son también estimulantes comunes. Algunos individuos no pueden tolerar los alimentos líquidos como la sopa, el caldo o la salsa. También, algunos personas no pueden tolerar la fruta fresca, particularmente la sandía, otros tipos de melón, aguacates, nectarinas y mandarinas. Algunos pacientes tienen problema con los vegetales como los nabos, el tomate, la hendidura del agua o el resorte mezclado.

❖ **¿Es necesario tener un estímulo alimenticio para la ocurrencia de síntomas?**

No. Los síntomas pueden suceder sin ninguna relación al consumo de comida.

❖ **¿Y el fumar es un estimulante?**

Fumando causa numerosos problemas pulmonares y extrapulmonares. Aumenta la enfermedad gastroesofagal del reflujo y disminuye la defensa mucosal gástrica, el fumar desempeña un papel significativo en causar enfermedad y dispepsia pépticas de la úlcera. Sin embargo, el fumar no es un estimulante en el SII.

❖ **¿Y las bebidas alcohólicas? ¿Es el alcohol un estimulante?**

El efecto del alcohol en la zona del GI es significativo y varía dependiendo de un número de factores tales como su historia de beber, tipo de bebida (es decir, cerveza, licor duro, etc.) y la cantidad que consumió. El consumo de una cantidad grande de alcohol podría causar el daño mucosal y la motilidad intestinal anormal, que pueden alternadamente agravar la desmotilidad subyacente de la zona del GI en la gente con SII. Sin embargo, los efectos reductores de tensió del alcohol pueden realmente atenuar algunos de sus efectos irritantes, de tal modo que temporalmente mejora los síntomas del SII. De hecho, la mayoría de los alcohólicos tienen un problema severo con su motilidad del GI y sufren de los síntomas del GI, que se relacionan directamente o indirectamente con el abuso de alcohol crónico.

❖ **¿Los estímulos psicológicos desempeñan un papel importante en este tipo de situación?**

Generalmente, sí. Sin embargo, hay algunos casos donde usted no encontrará ningun estímulo psicológico obvio que se asocie a sus síntomas. Usted puede sentir los síntomas relacionados con la hipersensibilidad de la desmotilidad o del intestino sin ninguna causa psicológica de la precipitación obvia.

❖ **¿Podría usted describir la diarrea que se asocia a SII?**

La definición exacta de la diarrea siempre ha sido un tema discutible. Existen varios parámetros como la etnicidad, la cultura y la dieta que juegan un papel importante en la frecuencia y nuestra expectación de los movimientos intestinales. Es más, la frecuencia de estos movimientos varía bastante de persona a persona. Por ejemplo, algunos individuos tienen movimientos intestinales tres veces por semana, mientras que otros tienen tres en un día y ambas situaciones pueden ser normales. Entonces, aunque suene extraño, la diarrea de una persona es el estreñimiento de la otra. Por ejemplo, en muchos países Sudamericanos la norma es de dos o tres movimientos diarios, y ellos se consideran estreñidos si solo tienen uno al día. También hay otra clasificación de la diarrea basada en la consistencia del taburete llamada la Escala Bristol. En esta clasificación, la apariencia en el inodoro se dividió en siete grupos. La clasificación fue creada por el Dr. K. W. Heaton en la universidad de Bristol y fue publicada en 1990. [30] Basado en esta escala, el taburete comienza como un cuerpo suave con orillas claramente establecidas (Tipo 4) hasta pedazos vellosos muy líquidos (Tipo 7).

Para regresar a la pregunta. Mi definición esta basada en ambos parámetros y creo que la diarrea de cualquier tipo es un incremento en la frecuencia de taburete o cambios en la consistencia del mismo. También se debe recordar que hay varias causas de la diarrea y el SII solamente es una de ellas. Otras causas incluyen la intolerancia láctica, infección parasítica y problemas de comida. Entre pacientes con SII, la diarrea normalmente ocurre en las mañanas, se asocia con un incremento de mucosidad con o sin gases. Normalmente, gente con este tipo de diarrea describen su taburete como inicialmente suave o normal, seguido de un taburete aguado o liquido. Típicamente van al baño dos o tres veces en un período corto porque sienten que no han evacuado todo. La frecuencia del movimiento intestinal no pasa de tres o cuatro veces al día y a veces viene acompañado de momentos de estreñimiento. Diarrea nocturna que despierta a la persona no es un síntoma de alguien con SII. Sin embargo, si el paciente sufre de insomnia y se despierta en medio de la noche por otras razones, es común tener movimientos durante la noche. Sangre en el taburete, taburete grasoso y pérdida de peso no son asociados al SII. Estas son Banderas Rojas de desórdenes orgánicos del GI y deben ser investigadas inmediatamente.

❖ **¿Podría usted describir el estreñimiento que se asocia a SII?**

La definición del estreñimiento es hasta más controversial que la de la diarrea. Como he mencionado, la frecuencia del movimiento intestinal varía de tres veces por semana hasta tres veces por día en individuos sanos. Muchos médicos consideran que menos de tres movimientos por semana es estreñimiento. Otros usan la escala de Bristol para definir la misma. [30] Basado en esta escala el taburete es una salchicha suave (tipo 4) o una salchicha con rajaduras (tipo 3). Taburetes más duros que tienen bodoques (tipo 2) o que son pequeños como nueces se consideran estreñimiento. En mi opinión la definición del estreñimiento se debe basar en la rutina normal de cada individuo. Cualquier cambio en estos hábitos, incluyendo cambios de consistencia o en la frecuencia del taburete o cambio en el esfuerzo durante movimientos intestinales, se debe considerar como estreñimiento. Similar a la diarrea, hay varias razones por las cuales ocurre el estreñimiento y el SII es solo una de ellas. El estreñimiento en el SII normalmente se asocia con dolor abdominal, calambres, cólico, hinchazón y flatulencia. Es más, muchos pacientes de SII se quejan de sentirse que no están evacuando todo a la vez, es decir tienen varios movimientos intestinales durante un periodo muy corto de tiempo. También se quejan de taburete que parece lápiz y muchos tienen diarrea intermitente y estreñimiento.

❖ **Tengo estreñimiento cada vez que voy y tengo que esforzarme bastante. No tengo dolor abdominal o ningún otro síntoma. ¿Tengo SII?**

Dr. Drossman: El SII es diagnosticado cuando hay una combinación de síntomas, específicamente dolor abdominal con diarrea, estreñimiento o a veces ambas.[13, 14] Usted dice que tiene estreñimiento, y si también tiene dolor, puede tener SII. Si no tiene dolor o si tiene dolor que no está relacionado a su estreñimiento, puede tener estreñimiento funcional. Gente con síntomas de estreñimiento que tienen que esforzarse bastante normalmente lo hacer por dos razones. La primera es que cuando el taburete es muy duro y está en pequeños pedazos, es difícil expulsarlo y el esfuerzo es típico. La otra posibilidad es que los músculos pélvicos no se están relajando apropiadamente. Esto se llama disfunción del suelo pélvico [13, 31]. En este caso, uno de los músculos del suelo pélvico (puborectalis) se mantiene tenso cuando se debe relajar durante la defecación y esto mantiene angosto el pasaje y a un ángulo que hace difícil que el taburete pase. Es más, mientras más esfuerzo se hace, el ángulo se vuelve más agudo y el músculo más tenso. Su gastroenterólogo puede realizar este diagnóstico con un examen del recto usando un procedimiento especial llamado motilidad anorectal. Si esta presente, esta condición se puede tratar con un tipo de biorretrolimentación que le enseñará a relajar ese músculo para reducir el esfuerzo.[32]

❖ **¿Cómo describiría el dolor abdominal en SII?**

Como mencioné anteriormente, hay una cantidad considerable de variación en el tipo de dolor abdominal en el SII. En la mayoría de los casos, el dolor es de calambre y ocurre alrededor del ombligo. Típicamente, aumenta después de comer y disminuye después de la defecación. También puede ser experimentado en la parte inferior del abdomen. El dolor experimentado en el abdomen superior es otra forma común de dolor abdominal en el SII. Este tipo de dolor se asocia con la plenitud y el hinchazón y aumenta con el consumo del alimento. La mayoría de los pacientes experimentan un poco de malestar y alimento que anhelan momentos antes del tiempo de la comida. Esto está en contraste a los dolores del hambre que se observan entre pacientes con las úlceras pépticas. Semejantemente, el dolor que despierta a pacientes durante la noche es bastante típico de úlceras pépticas y no debido al SII. Otra forma común de dolor abdominal ocurre en la parte inferior del abdomen. Este dolor es generalmente como un cólico y ocurre antes de movimientos intestinales y mejora gradualmente. Las otras formas de dolor abdominal, aunque infrecuentes, en el SII incluyen 1) el dolor que no se asocia al dolor abdominal de la toma de comida o de los movimientos de intestino 2) que cambia en la localización y calidad 3) que se mueve a la parte posterior, al recto o a la vejiga urinaria.

❖ **¿Cuál es la razón de la distensión y del gas en el SII? ¿Cuál es la fuente de tanto gas?**

¡Interesante, las sensaciones de hinchazón y plenitud entre pacientes con SII no son esencialmente debido a un aumento en el contenido del gas del intestino!!! Usted puede pensar, "cómo puede ser posible?" Los intestinos están en un estado de contracción suave pero continua que se llama tono. Cuando se aumenta el tono, incluso la presencia de cantidades pequeñas de gas en el lumen del intestino aumenta la presión dentro del intestino. Esto se puede experimentar como malestar y malinterpretar como cantidad significativa de gas. El intestino de la gente con SII es similar a un globo grueso, en el cual un aumento mínimo de aire crea mucha presión. Asimismo, las cantidades grandes de aire en el intestino normal (similar a un globo fino) crean un aumento mínimo en la presión. Desafortunadamente, la evacuación de gas solamente crea un alivio mínimo y transitorio. Varios estudios han indicado que la mayoría de pacientes de SII no tiene considerablemente más gas luminal comparado a los individuos sanos. Debo mencionar que en una minoría de pacientes con SII, la sensación de la distensión abdominal está asociada a un distensión o a un aumento visible en tamaño abdominal. Entre estos individuos, la motilidad anormal da lugar a la retención del gas luminal. Un estudio reciente encontró que el paso del gas se podría obstaculizar en la zona del GI debido a motilidad pobre. Esto da lugar a la acumulación de gas en el lumen del intestino, debido a una serie de movimientos ineficaces, hacia adelante y hacia atrás del intestino. Esta dirección ineficaz del gas por la zona del GI da lugar a una acumulación de gas en el intestino y a un sentido de hinchazón.[33] Otras causas posibles de la distensión y del gas son intolerancia láctica, crecimiento excesivo bacteriano y aerofagia. Aerofagia es el tragar del aire y sucede generalmente durante situaciones agotadoras o al comer precipitadamente. Discutiré intolerancia bacterial del crecimiento excesivo y de lactosa más adelante en este capítulo. También debo mencionar que hay una variedad de alimentos que intrínsecamente producen una cantidad grande de gas tal como las habas, legumbres y ciertos vegetales.

❖   **¿Cómo puede la intolerancia láctica crear síntomas similares?**

La intolerancia láctica o deficiencia láctica es otro desorden que debe ser seriamente considerado cuando se diagnostica a un paciente con SII porque se puede confundir fácilmente con SII. Lactasa es una enzima en la primera parte del pequeño intestino que digiere la azúcar de la leche llamada lactosa. Los intestinos de los bebés típicamente tienen una capacidad fuerte de digerir esta azúcar de la leche. Al crecer, la capacidad de esta enzima declina. Este proceso ocurre mas rápidamente en ciertos grupos étnicos como los Asiáticos y Afroamericanos. Estos problemas ocurren más a menudo cuando se consume una alta cantidad de azúcar. La azúcar que no es digerida eventualmente será consumida por bacterias en el intestino grande y produce varios gases. Un gas es el hidrógeno, que es diagnosticado con un examen del aliento. Síntomas del SII son comunes con personas con intolerancia láctica, particularmente la distensión y el gas después del consumo de productos lácteos.

❖   **¿Cuál es sobre crecimiento bacterial? ¿Como usted ha dicho, tenemos normalmente una tonelada de bacterias en nuestro intestino?**

Sí, tenemos una gran cantidad de bacterias en la boca del intestino grande. Gracias al ambiente acídico del estómago y a las enzimas digestivas del pequeño intestino, el ambiente del intestino pequeño casi no tiene gérmenes. En algunas instancias, este ambiente limpio de gérmenes se llena de bacteria que compite con el anfitrión (humano) para acumular materiales nutritivos que deben ser absorbidos a través de la pared del intestino pequeño. La bacteria también produce varias toxinas e irritantes que pueden resultar en inflamación e irritación del intestino, creando síntomas de diarrea, hinchazón y dolor abdominal. Esta condición se llama sobre crecimiento bacterial. Recientemente, han habido reportes de varios pacientes con SII que han tenido sobre crecimiento bacterial como la causa de sus síntomas.[34] Pero todavía no hay pruebas contundentes.[35, 36]

❖ **¿Es la náusea un síntoma común en SII?**

La náusea no es común en el SII, sin embargo, no es infrecuente en pacientes con dispepsia sin ulcera. Según lo mencionado arriba, la dispepsia sin ulcera es otro tipo de desórdenes funcionales del intestino que se asocia con frecuencia al SII. La náusea es debido a la peristalsis posterior del estómago y del intestino pequeño próximo (duodeno). Así, puede haber una expulsión de la bilis en el estómago. Si la náusea ocurre en el SII, es generalmente de duración breve, por la mañana o durante la comida y disminuye temporalmente con el alimento. Al vomitar, sin embargo, se asocia a las contracciones fuertes de los músculos del estómago y de la pared abdominal y ocurre raramente en desórdenes funcionales del intestino incluyendo al SII.

❖ **Usted mencionó que a veces hay síntomas extraintestinales. ¿Cuáles son ?**

Aunque la mayoría de los síntomas del SII se limitan a la zona del GI, las huellas del SII se podrían detectar en otros sistemas del cuerpo. Estos síntomas no son parte del SII o enfermedad funcional del intestino por sí mismo, sino se asocian con frecuencia a estos desórdenes. Por ejemplo, la frecuencia urinaria, la fatiga, los ataques del pánico, los episodios del ortostasis (vértigos al estar parado), los dolores de cabeza de la jaqueca y de la tensión, la dismenorrea (menstruación dolorosa), las palpitaciones y las manos frías, húmedas son quejas frecuentes entre pacientes del SII y se pueden relacionar con la tensión y la ansiedad subyacentes.

❖ **¿La herencia desempeña una función en este desorden?**

Como expliqué anteriormente, el problema del SII está en la actividad aumentada del eje cerebro-intestino. Hay algunos informes de racimos de los pacientes de SII dentro de la misma familia, pero el papel exacto de los factores hereditarios en el SII no está claro. Se parece que la presencia de un miembro de la familia con SII aumenta el riesgo de SII entre otros miembros de la familia, así que sugiere un papel hereditario. Sin embargo, esto también puede ser debido a los factores compartidos por los mismos miembros de la familia, tales como alimento, factores psicológicos o aún a la exposición ambiental común a los agentes infecciosos, incluyendo SII pos-infeccioso. Hace poco pensabamos que la herencia desempeñaba un papel significativo en las úlceras pépticas. Ahora sabemos que el racimo de úlceras pépticas en una familia es debido a la exposición de los miembros múltiples de la familia a las mismas bacterias.

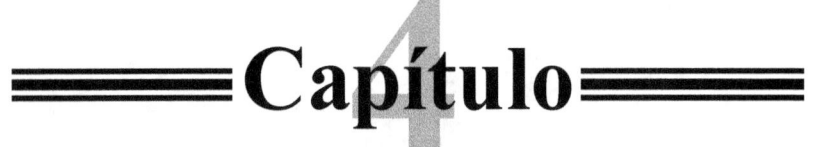

Capítulo 4

DIAGNÓSTICO
(IDENTIFICACIÓN DEL DESORDEN)

En este capítulo usted sabrá:

✓   _Como diagnosticamos SII._

✓   _¿Hay pruebas específicas que pueden diagnosticar SII?_

✓   _Por qué usted debería tener endoscopias, rayos X y exploraciones de CT, si estas pruebas no son diagnósticas._

✓   _Por qué usted debería repetir la prueba de laboratorio cada 2-3 meses, si estas pruebas son normales en SII._

✓   _Si cada uno con SII debería ser probado para la intolerancia láctica._

✓   _¿Qué es la función de la vegetación frondosa bacterial en SII?_

❖ **¿Cómo diagnostica usted este desorden?**

Figura 10: Pruebas diagnósticas comúnmente usadas en SSI

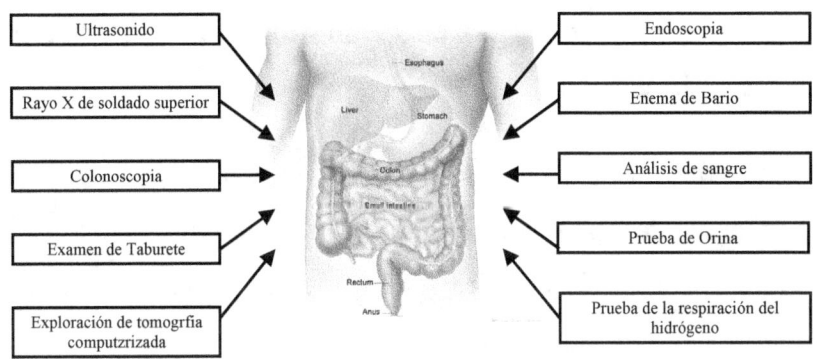

Usted puede preguntarse cómo es que se diagnostica el SII sin ningún examen específico. La diagnosis del SII está basada en la historia detallada del paciente y en un examen físico. El criterio Roma es la guía que se usa en el ambiente clínico y su uso elimina la necesidad de otros estudios diagnósticos. A veces se usan unos exámenes para descalificar un desorden gastrointestinal orgánico u otros diagnósticos posibles. Desafortunadamente, no hay un examen de diagnóstico que permite al medico saber por seguro si es SII. Los exámenes que se usan están hechos para descalificar otros diagnósticos como el desorden del intestino inflamado y la enfermedad de Crohn's, la colitis de úlcera y otros desórdenes gastrointestinales.

❖ **¿Hay pruebas específicas que pueden diagnosticar el SII?**

Lamentablemente, no. Las pruebas nos permiten excluir otros diagnósticos como la enfermedad de intestino inflamatoria (SII, Enfermedad de Crohn's, y Colitis Ulcerativa), enfermedad celiaca u otros desórdenes de orgánicos. El SII es un diagnóstico clínico, que significa que los síntomas autorelatados son el pilar del diagnóstico.

❖   **¿Si las endoscopias, los rayos X y las exploraciones de tomografía computarizada no son diagnósticos, por qué debería tener estas pruebas?**

Para diagnosticar SII no hay realmente una necesidad de realizar todas estas pruebas. Sin embargo, en algunos casos los síntomas de otras enfermedades, incluso enfermedad de intestino inflamatorio y enfermedad celiaca, son muy similares al SII. Así, a fin de excluir otros diagnósticos, puede ser necesario hacer endoscopias, rayos X, tamografia computarizada, ultrasonidos, análisis de sangre y pruebas del aliento de hidrógeno

❖   **¿Cuál es la función de las pruebas de sangre, orina y de taburete?**

Una vez más estas pruebas son los medios de excluir desórdenes orgánicos del GI. Por ejemplo, los resultados de una prueba del taburete pueden detectar un parásito intestinal; la presencia de la sangre microscópica en el taburete puede sugerir la presencia del cáncer o de las úlceras. Las pruebas del taburete también se pueden utilizar para la diagnosis de la escasez pancreática. Los análisis de sangre pueden detectar a la anemia como culpable de los desórdenes orgánicos del GI. Los datos de análisis de la sangre también pueden ayudar en el diagnóstico de la mala absorción, de la enfermedad inflamatoria del intestino y de la enfermedad celiaca. Hoy en día, también podemos realizar algunas pruebas genéticas para la enfermedad celiaca usando muestras de la sangre. Los análisis de orina pueden indicar una infección de la zona urinaria o una posible presencia de una piedra. Generalmente, los pacientes de SII experimentan una batería de estas pruebas e invariable, los resultados son normales.

❖ **¿Si estas pruebas de laboratorio son normales, por qué los doctores los repiten cada par de meses?**

Muchos médicos creen que la mejor estrategia para diagnosticar el SII está en supervisando al paciente durante tiempo con los exámenes clínicos periódicos y los pruebas de laboratorio simples. Esto asegurará buena salud física y también eliminará la posibilidad de un problema orgánico del GI.

❖ **¿Cuál es el propósito específico de la ejecución de un enema del bario, colonoscopia o de la endoscopia? ¿Y cuándo se indican estas pruebas?**

Una endoscopia es provechosa para diagnosticar los desórdenes superiores del GI, tales como una úlcera, un esofagitis del reflujo, y una gastritis péptica. Además, una biopsia del tejido fino a la hora de una endoscopia se puede utilizar para el diagnóstico de la gastritis causada por la infección helicobacterial y/o la enfermedad celiaca. Una endoscopia con el uso del dispositivo ultrasónico (ultrasonido endoscópico) se puede utilizar para diagnosticar las enfermedades de la zona bílica, incluyendo las piedras de la rozadura y/o el páncreas, tal como pancritis crónica. Los resultados de una colonoscopia se pueden utilizar para diagnosticar la enfermedad inflamatoria del intestino, un pólipo en el intestino grande o el cáncer de colon. El enema del bario o colonoscopia virtual (un tipo de exploración de tomografía computarizada (CT) del intestino grande es una alternativa a una colonoscopia. La colografía colonscópica o de CT virtual es una técnica más nueva en la cual la imagen se reconstruye en un formato tridimensional y se pueden visualizar anormalidades del colon. Las indicaciones para una endoscopia superior incluyen dolor, plenitud, diarrea y la distensión abdominal superior. La indicación para la colonoscopia, sin embargo, es dolor más bajo, diarrea o sangre abdominal en el taburete.

❖   **¿Qué es el SmartPill® Gastrointestinal (GI) Monitoring System y juega algún papel en el SII?**

El SmartPill® Gastrointestinal (GI) Monitoring System es una capsula que se toma como un pastilla y que mide la presión, acidez y temperatura mientras viaja por el tracto intestinal. Esta información es transferida con tecnología inalámbrica a una maquina afuera del cuerpo y la información es grabada y evaluada por los médicos. La información puede ser usada para medir la motilidad gástrica e intestinal, el pH y la temperatura. La capsula solo se usa una vez y es excretada naturalmente por el cuerpo, normalmente en uno o dos días. La maquina que recibe la información se debe usar en un cincho o alrededor el cuello del paciente. También se debe quitar para el dormir y al bañarse pero se debe mantener a una distancia de 5 pies del paciente. Presentemente el SmartPill® GI Monitoring System ha sido aprobado únicamente para evaluación de desórdenes de motilidad estomacal (gastroparesis). Sin embargo, la información obtenida con este sistema podría ser utilizada para evaluar problemas de motilidad de otras partes del tracto GI y particularmente para el SII.

❖ **He escuchado que hay una cámara que muestra todo el sistema intestinal. ¿Vale la pena hacer este examen para tratar mi SII?**

Pillcam® es una cámara muy pequeña que cabe en una cápsula y que puede grabar imágenes del estómago y del intestino pequeño. Se toma como cualquier otra pastilla. El nombre del examen es Cápsula de Video Endoscópica y se usa en varios lugares del mundo. La cámara dentro de la cápsula incluye una pequeña luz para alumbrar las partes internas del intestino. La imágenes son transmitidas de manera inalámbrica a un pequeño dispositivo que se usa en el cincho. Por lo tanto no hay que tener la cápsula para obtener las imágenes. La cápsula es desechable y la batería se desgasta después de unas horas de uso. Pillcam® graba dos imágenes por segundo durante ocho horas (casi 50,000 imágenes). Después del examen (ocho horas) las imágenes son transmitidas a un ordenador para que el médico las examine. En el ordenador, las imágenes continuas crean una semi-película. Este procedimiento no requiere limpieza previa del intestino u otra preparación. No causa dolor y no existen muchas complicaciones. Sin embargo, el examen tiene limitaciones. Sólo está diseñada para diagnosticar lesiones en el estómago y el intestino pequeño. Esto se debe a que el intestino grande siempre contiene heces fecales y en este examen no hay limpieza previa. Adicionalmente, no hay manera de controlar el punto de vista de la cápsula ya que todo el movimiento es causado por motilidad intestinal. Es por eso que pueden existir cambios de velocidad y esto afectan las imágenes. La falta de capacidades terapéuticas del dispositivo significa que si se detecta algo hay que realizar una intervención endoscópica adicional. En general, Pillcam® es un examen muy útil y popular entre pacientes y médicos. Se usa para diagnosticar el desorden celiaco, Crohn's en el intestino grande y tumores malignos del intestino pequeño. Esto es muy importante ya que esta parte del intestino no es accesible con examinaciones endoscópicas convencionales. El examen no es usado como rutina en pacientes con SII. Sin embargo, aquellos con dolor intestinal crónico con posibilidades de Crohn's o desorden celiaco pueden beneficiar del las capacidades de diagnóstico del examen.

❖ **Un amigo mio tuvo una tomografía especial llamada tomografía enteroclisis para su dolor abdominal. ¿Qué es este examen? ¿Es diferente a la tomografía normal?**

La tomografía del abdomen nos da una imagen tridimensional del área abdominal usando rayos x. Esta técnica nos permite ver los detalles de los órganos dentro de la cavidad intestinal, incluyendo el tracto GI. Para mejores resultados, el examen se hace después de darle un agente de contraste al paciente. Como el pequeño intestino es tan largo, el agente de contraste no llega a cubrir todo el intestino y se pueden perder ciertos detalles. Recientemente, un radiólogo creó un nuevo sistema donde usó una gran cantidad de agente (pero muy diluido) para mejorar la calidad de las imágenes. Usando esta nueva técnica es posible tomar una tomografía abdominal y una radiografía dedicada al intestino pequeño al mismo tiempo. Este examen es el método preferido de investigar el dolor abdominal. Sin embargo, necesita un contracto oral especial, un técnico dedicado de tomografía y un radiólogo que conoce bien el examen. Es por eso que este examen se practica solo en ciertos lugares.

❖ **¿Qué exámenes existen para encontrar alergias a la comida?**

Dr. Tobin: Cuando se está tratando de averiguar si hay una alergia, es importante mantener un diario donde se describe la comida y los síntomas que causa como nariz mocosa, colmenas, irritación de la piel, dificultad de respiración o inflamación. Se puede hacer un examen de piel con extractos de las diferentes comidas en la clínica de un experto en alergias. Basado en esos resultados, su doctor y usted pueden decidir en eliminar ciertas comidas de su dieta y luego volviendo a comerla. Si hay alguna duda, es bueno preguntar a un experto. Si la reacción es muy severa, se puede hacer un examen de sangre para ver si el anticuerpo a la comida. Corrientemente, se usan otros exámenes de anticuerpo con proteínas de comidas para ver si ayudan en encontrar comidas problemáticas para pacientes con SII.

❖ **¿La evaluación psicológica es un instrumento necesario para el diagnóstico de SII?**

La evaluación psicológica no es necesaria, pero puede ser un instrumento útil en la evaluación y la dirección del SII. En muchos casos, un psicólogo puede ser extremadamente útil en problemas psicológicos subyacentes de evaluación, estableciendo estrategias que hacen frente con los métodos de la relajación y tensión.

❖   **Mientras otros doctores sugirieron varias pruebas diagnósticas, usted tiene otras ideas. ¿Por qué hay tanta diferencia en las estrategias de los doctores a este desorden?**

Como mencioné antes, el diagnóstico del SII está basado principalmente en el juicio clínico de un médico con experiencia. Los resultados de ciertas pruebas pueden ser provechosos para la exclusión de otras posibilidades. En algunas circunstancias, el diagnóstico es obvio, o el paciente tiene historia previa que lo hace calmarse fácil para establecer el diagnóstico del SII sin ninguna prueba adicional. Sin embargo, a veces este diagnóstico sólo puede ser alcanzado después de varias pruebas.

❖   **Fui diagnosticado con SII hace 8 años. Ahora, mi doctor me dice que tengo la enfermedad celiaca. ¿Cómo puede ser posible?**

Buena pregunta. Aunque esto no es un panorama común, puede suceder. La diagnosis de algunas enfermedades, particularmente enfermedad celiaca, ha cambiado dramáticamente durante la última década. De hecho, los resultados de muchas biopsias del tejido fino que fueron tomadas hace años y divulgadas como normal se han podido interpretar realmente como enfermedad celiaca temprana por estándares de hoy. Además, hay muchos nuevos pruebas de laboratorio marcadores genéticos que permiten diagnosticar enfermedad celiaca antes de la presencia de síntomas clínicos. También es importante observar que los síntomas de la enfermedad celiaca pueden ser muy similares al SII. Esta es la razón por la cual mencioné anteriormente que para alcanzar una diagnosis exacta del SII, él soy apropiado supervisar a pacientes por un período de tiempo extendido.

❖ **¿Cuál es la enfermedad celiaca?**

La enfermedad celiaca es debido a la hipersensibilidad al gluten en trigo o salvado en pan, galletas, torta y muchos otros alimentos. El espectro de los síntomas de la enfermedad celiaca de síntomas gastrointestinales tales como dolor abdominal, diarrea, estreñimiento o hinchazón, a los síntomas del soldado no enrolado en el ejercito, incluyendo cambio en el humor, anemia de la deficiencia del hierro, repitió la fractura debido al osteoporosis, a la pérdida del peso, y a la depresión.

❖ **¿Usted cómo diagnostica la enfermedad celiaca?**

En el pasado, el diagnóstico de la enfermedad celiaca fue basada en síntomas clínicos, la presencia de cambios en la mucosa intestinal debajo del microscopio (patología) y la revocación de cambios clínicos y patológicos después de un curso de una dieta libre de gluten. Actualmente, también nos aprovechamos del análisis de sangre para comprobar si hay presencia de anticuerpos específicos y de la evaluación genética, para una mejor diagnosis de esta condición.

❖ **¿Cuál es una prueba del aliento? ¿Qué diagnostica?**

Según lo mencionado arriba, la presencia de la lactasa (una enzima en el intestino pequeño que digiere la leche, el azúcar o la lactosa) es esencial para la digestión de la leche y de los productos lácteos. Cuando un individuo con capacidad reducida a la lactosa consume una cantidad grande de productos lácteos, la enzima se abruma fácilmente. Consecuentemente, el azúcar no digerida viaja a través del intestino pequeño y alcanza el intestino grande, donde las bacterias consumen el azúcar y producen una cantidad significativa de gases, incluyendo el hidrógeno. El hidrógeno es un gas inodoro que se absorbe en la corriente de la sangre y se excreta eventualmente a través de los pulmones en nuestro aliento. Durante una prueba de aliento, proporcionan al paciente una cantidad estándar de lactosa y después de cierto período de tiempo, la cantidad de hidrógeno en su respiración se mide. Si esta cantidad es alta, significa que no hay bastante lactasa en el intestino y el paciente tiene deficiencia de la lactasa o intolerancia láctica.

❖   **¿Así pues, cada persona con SII debe de conseguir la prueba del aliento para la intolerancia láctica?**

Aunque la prueba del aliento para la lactosa es un método estándar para la diagnosis de la deficiencia láctica, la estrategia más práctica para el diagnóstico se basa en su respuesta a la eliminación de la leche y de los productos lácteos de la dieta. Es decir, si la mayoría o todos los síntomas mejoran como resultado de una dieta sin leche, hay una fuerte posibilidad que la deficiencia láctica está causando los problemas. Además, la prueba del aliento no es suficientemente sensible para detectar la deficiencia de la lactasa en todos los casos. Es por eso que recomiendo que cualquier paciente con SII debe experimentar con una dieta sin lactosa por por lo menos 2-4 semanas.

❖   **¿Hay otro tipo de prueba del aliento?**

Sí. Otra prueba útil es la prueba de la respiración de lactulosa, que se puede utilizar para diagnosticar el sobre crecimiento bacterial.

❖   **¿Cómo puede una prueba de la respiración diagnosticar el sobre crecimiento bacterial?**

Como mencioné antes, el sobre crecimiento bacterial es la acumulación de bacterias en las partes de la zona GI que están normalmente libres de cualquier germen. Un tal lugar es el intestino pequeño. El método estándar de diagnosticarlo es tomando una cantidad minúscula de líquido pequeño del intestino y cultivando este líquido para la detección del número y del tipo de las bacterias. Si cierta cantidad de gérmenes se encuentran dentro de este líquido, se diagnostica el sobre crecimiento bacterial. Sin embargo, este método es incómodo y ha sido substituido en gran parte por la prueba del aliento de lactulosa o la terapia del ensayo del antibiótico. En la prueba del aliento de lactulosa, una cantidad grande de lactulosa se da al paciente oralmente. Puesto que la zona humana del GI no tiene una enzima que rompe lactulosa, viaja por el intestino pequeño intacto hasta alcanzar los dos puntos donde es digerida por las bacterias del colon. La digestión por las bacterias da lugar al lanzamiento del gas de hidrógeno en el intestino que se absorbe en la sangre; similar a la prueba del aliento de la lactosa, el hidrógeno será excretado en la respiración exhalada y la cantidad de este gas se mide en el aliento. En una situación normal, el aumento en la cantidad de hidrógeno en la respiración exhalada toma un par de horas. Esto corresponde al recorrido del azúcar a través del intestino pequeño. En el caso del sobre crecimiento bacterial, las bacterias en el intestino pequeño digieren la lactulosa y lanzan el hidrógeno mientras que el azúcar todavía está en el intestino pequeño. Así, vemos un incremento de hidrógeno en el aliento menos que una hora después del consumo de una carga del lactulosa, que es el diagnóstico de esta condición.

❖   **¿El sobre crecimiento bacterial es común en el SII?**

En la última década, ha habido un aumento en la cantidad de información con respecto al predominio del sobre crecimiento bacteriala entre pacientes con SII. En un estudio, los autores observaron que hasta un 80% de pacientes con SII tenían esta condición y respondieron bien al tratamiento antibiótico.[34] Sin embargo, los resultados de esta investigación no han sido repetidos por otros científicos.[35, 36] En general, pienso que el sobre crecimiento bacterial se debe considerar como parte de la diagnosis diferenciada al SII y se debe investigar en el subgrupo de pacientes que presenten diarrea, hinchazón y dolor abdominal.

❖   **Tengo dolor, diarrea e hinchazón abdominal solamente cuando como tuercas de coco o de avellana. Si no, no tengo ningún problema con el alimento. ¿Tengo SII?**

Sus síntomas probablemente son debido a una alergia del alimento que al SII. Las alergias del alimento y la intolerancia del alimento también se pueden confundir fácilmente con SII. En estas situaciones, un individuo generalmente tiene síntomas del GI solamente cuando se expone a un alimento específico. Las alergias del alimento o la intolerancia del alimento generalmente ocurren en la niñez, mientras que el SII típicamente se presenta más adelante en la vida. Además, la respuesta a un alimento específico es típicamente idéntica en una alergia del alimento y una tolerancia del alimento. En contraste, en el SII, la respuesta puede ser absolutamente variable, y ocasionalmente, los individuos no siempre desarrollan síntomas. Además, en pacientes con SII, los síntomas no se limitan generalmente a un o dos alimentos específicos. Existen algunos casos cuando la distinción entre una alergia del alimento y el SII se borra porque alguna gente tiene una combinación de ambas condiciones.

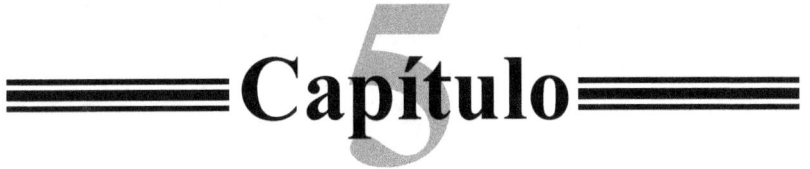

Capítulo 5

TRATAMIENTO
(COMO VIVIR CON SII)

En este capítulo usted sabrá:

✓   *Si hay tratamiento para el SII.*

✓   *Cuales son estos tratamientos.*

✓   *Si estos tratamientos son eficaces.*

✓   *Si usted debe conseguir una evaluación psicologica o psiquiátrica.*

✓   *Cuale es la medicina alternativa que puede usar con SII.*

❖ **¿Hay un tratamiento para este desorden?**

Figura 11: Tratamientos comúnmente usados en SII

Inhibidores de bomba de protón	Tums, Antiácido
Ansiedad de medicina	Psicoterapia
Antidepresivo	Medicina para colicos
Medicina para gas	Terapia de relajación
Medicina herbaria	Restricciones alimenticias
Hipnosis	Acupuntura
Homeopatía	Meditación

Donde hay una voluntad, hay un camino. Hay varios tratamientos por SII "vea la Figura 11."

❖ **¿Estos tratamientos son eficaces?**

Cuando hay varias opciones para el tratamiento de una enfermedad particular, usted puede asumir que ninguna de las opciones es ideal. Si hubiera un tratamiento ideal para esta condición, no habría ninguna necesidad de alternativas. Eso dicho, hay muchos tratamientos que considerablemente reducen síntomas.

❖ **¿Cuáles son los tratamientos SII corrientes?**

No hay ninguna cura para esta enfermedad. Los remedios, sin embargo, son guiados principalmente hacia el alivio de síntomas. Los tratamientos disminuyen estímulos, aumentan el umbral sensorial en respuesta a los estímulos o compensan los efectos de estímulos. Como puede ver en el cuadro, hay varias maneras de tratar el SII como la medicina convencional, restricción alimenticia, acercamientos de comportamiento y psicológicos, terapia de relajación, meditación, hipnosis, remedios herbales, medicina alternativa y homeopatía.

❖ **¿Entonces usted me dice que la ventaja de píldoras y medicinas son solamente temporales?**

De una perspectiva lógica, sí. Sin embargo, ya que SII es periódico en su naturaleza, estas modalidades de tratamiento realmente podrían aliviar sus síntomas durante un período larguísimo de tiempo.

❖ **Durante los 5 años de mi enfermedad, he intentado muchas píldoras y medicaciones. Nada fue eficaz. Estoy frustrado. ¿Hay alguna esperanza para el tratamiento acertado?**

Sí. Usted está en un momento giratorio en la trayectoria de un tratamiento acertado. Cómo?!?!? Una comprensión apropiada de la naturaleza de SII es la fundación de un acercamiento acertado del tratamiento. Los elementos básicos de la endecha del tratamiento en la reducción de estímulos que contribuyen y el uso de terapias apropiadas de compensar el efecto de los estímulos.

❖ **¿Qué significa con "disminuyendo estímulos?"**

Como expliqué anteriormente, ciertos estímulos causan desmotilidad o hipersensibilidad intestinal. Es crucial identificar estos estímulos y procurar evitar o disminuir la exposición a ellos. Este acercamiento incluye evitar ciertos alimentos y los manejos de la tensión, que son las causas principales de los síntomas del SII.

❖   **¿Cómo puedo reducir mi tensión si no puedo cambiar mi trabajo, mi ambiente de trabajo o mi estilo de vida?**

Buena pregunta. Puede ser muy difícil cambiar su trabajo, ambiente del trabajo, interacciones sociales y/o forma de vida. Aunque estos cambios son a veces necesarios, está más allá del alcance de este

Figura 12: Rotura del círculo vicioso de SII

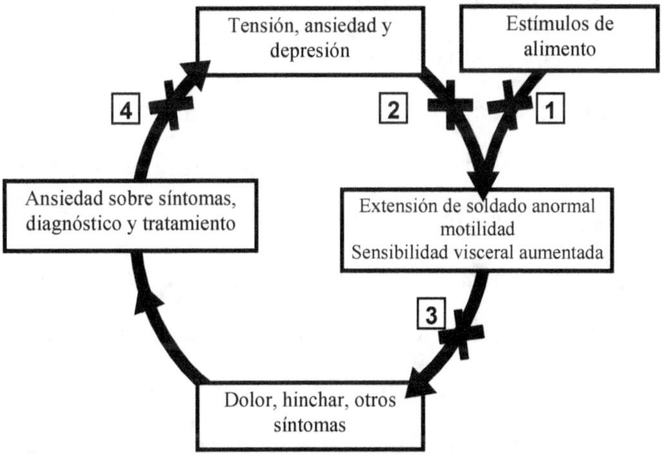

libro para discutir estas materias. Sin embargo, le animo a que desarrolle las habilidades necesarias para manejar correctamente sus niveles actuales de tensión. No puedo enfatizar suficiente la importancia de varias técnicas expresamente apuntadas a reducir la tensión, así como métodos de manejar la tensión como la terapia de comportamiento, que le ayuda a cambiar su reacción para acentuar. Usted puede aprender estas técnicas visitando a un psicólogo o a otro profesional de salud mental que se ocupa del manejo de la tensión. Estas técnicas han demostrado ser muy acertadas entre pacientes con una variedad de problemas de salud. Como mencioné arriba, usted no puede eliminar totalmente las fuentes de la tensión en su vida. Pero usted es ciertamente capaz ganar control sobre cómo responde a ellos. Si usted recuerda el capítulo en la etiología de la enfermedad, discutí el ciclo vicioso del SII y cómo la tensión juega un papel importante en el ciclo.

Hay cuatro blancos potenciales para romper este ciclo vicioso, cada uno del cual se puede acercar por varias modalidades terapéuticas "véa la figura 12"." El primeros y segundo blanco son debido a los estímulos externos, tales como alimento y factores psicologicos. Así, el acercamiento estos blancos incluye la identificación y la evitación de ciertos alimentos, así como la dirección de síntomas del manejo de la depresión, de la ansiedad y de la tensión. El tercer blanco es en las modalidades terapéuticas que alivian síntomas con relajación del músculo liso (que mejora la motilidad) o cambiar el umbral del dolor (que reduce la supersensibilidad). El cuarto blanco es particularmente importante e implica la educación. Correctamente entendienda la naturaleza y el curso de la enfermedad, es posible reducir la ansiedad asociada al SII. Como usted puede ver, todos estos acercamientos se engranan hacia la interrupción del ciclo de SII, que es la meta final de un tratamiento acertado.

❖ **¿La reducción de SII-inducido de la tensión y de la ansiedad juegan una función dominante en mi tratamiento?**

¡Absolutamente!

❖ **¿Cuáles son las maneras comunes que puedo utilizar para reducir mi tensión y ansiedad?**

Hay muchas estrategias para manejar la tensión. Estas modalidades del tratamiento son un tipo de intervención psicológica e incluyen la relajación progresiva del músculo, meditación, yoga, terapia de la música, biorretroalimentación, terapia del comportamiento, hipnosis y psicoterapia psicodinámica. Enseñan a pacientes las técnicas eficaces de la relajación profunda y reducen las tensiones diarias que exacerban los síntomas del SII. No sorprende que estas intervenciones pueden reducir con éxito los síntomas de SII.[37-40] Interesantemente, la investigación en este campo también ha indicado que las ventajas de la mayoría de estos interventions están sostenidas sobre un período del tiempo largo.[41-44]

❖   **¿Estos tratamientos psicológicos son eficaces?**

Los mecanismos en los cuales estos tipos de tratamiento trabajan para los pacientes son absolutamente diferentes de tratamientos biomédicos convencionales. La eficacia de los tratamientos psicológicos es difícil de evaluar con pruebas controladas. Uno de los factores principales que predicen el éxito de una modalidad terapéutica particular es la calidad de la relación entre el médico y el paciente. Por lo tanto, el éxito de estos tratamientos varía sustancialmente, dependiendo de varios factores.[45] En general, estas intervenciones psicológicas suplen el tratamiento médico.

❖   **He oído que IBS puede ser tratado por el hipnosis. ¿Es verdadero?**

Dr. Jedel: Ya que los tratamientos médicos corrientes no alivian los síntomas de todos los pacientes de SII, varios tratamientos alternativos son cada vez más populares, en particular entre aquellos con síntomas crónicos y severos. Estos tratamientos son típicamente usados junto con la dirección médica y incluyen la terapia cognoscitiva behaviorística, el biofeedback, dirección de tension y el hipnosis. Varios estudios de investigación han mostrado que el hipnosis puede tener un impacto positivo en funcionamiento gastrointestinal así como mejoramiento síntomas de SII. Un curso típico del tratamiento de hipnosis atraviesa 4 a 12 sesiones semanales o dos veces mensuales, durando aproximadamente 30 minutos. Durante cada sesión, los pacientes participan en el hipnosis, que es seguido de ejercicios de relajación profundos y el uso de imágenes dirigidas dirigidas por tripa. Muchos hypnotherapists también les dan un CD a los pacientes de hipnosis, que pueden ser usados a lo largo de la semana y sobre la conclusión del tratamiento. Aunque el hipnosis haya mejorado síntomas en numerosos pacientes de SII, los investigadores no están completamente claros en por qué esto trabaja. Esta pregunta importante sigue siendo investigada. Lo que sabemos realmente, sin embargo, es que el cerebro y la tripa comunican constantemente y influyen el uno en el otro (este se menciona como el eje cerebral visceral). Por ejemplo, cuando la mente encara acontecimientos estresantes, ansiedad y/o depresión, los síntomas de SII pueden ser provocados o exacerbados. La mente también puede tener una influencia positiva en el funcionamiento visceral. Así, cuando los pacientes participan en el hipnosis, y están en un estado profundo de relajación y calma, su extensión gastrointestinal puede beneficiarse también.

❖   ¿Usted sugiere una evaluación psicologica o psiquiátrica para mí?

No, pero me déjeme explicar. Primero, deseo clarificar la diferencia entre una evaluación psicologica y una evaluación psiquiátrica. El examen psicológico es conducido por un psicólogo y engranado hacia entender la personalidad y la dinámica psicológica del paciente. Esto puede ayudar a reconocer cualquier síntoma psicológico, tal como ansiedad y la depresión, ya que afectan al SII. Los psicólogos también pueden asistir desarrollando un acercamiento apropiado del tratamiento y eligiendo el tipo de intervenciones, tal como manejo de la tensión, que ayudará en última instancia a reducir síntomas del SII. Si es necesario buscar la evaluación psicológica para los problemas psicológicos es una cuestión de discusión entre profesionales y la decisión es suya. En contraste, hay una minoría de los pacientes con SII donde los síntomas psicológicos (es decir ansiedad o depresión) son tan severos que es necesario una evaluación psiquiátrica formal. La evaluación psiquiátrica es conducida por un psiquiatra que maneja síntomas con la medicación, tales como antidepresivos. No sugeriría una evaluación psiquiátrica como rutina para los pacientes de SII.

❖   ¿Cuál es la función de la fibra en SII?

El uso de suplementos de fibra ha sido parte integral del manejo del SII. La investigación ha comprobado que la fibra ayuda la frecuencia de los movimientos intestinales y el tamaño del taburete, también disminuyendo la presión dentro del colon. Sin embargo, la información sobre el efecto de la fibra en el SII is conflictiva. Estos resultados son por las diferencias de síntomas y el tipo de fibra usada en diferentes estudios. La fibra es similar a una esponja. Funciona al retener e incrementar la cantidad de agua en el lumen intestinal. Esto suaviza al taburete. Siguiendo con la analogía de la esponja, la fibra no sería muy efectiva para combatir el estreñimiento si no es usada con suficiente hidratación. Lo interesante es que la fibra ayuda a pacientes con SII con la diarrea porque la fibra absorbe la agua adicional en el lumen intestinal y cambia al taburete liquido a uno suave. Por lo tanto, la fibra es efectiva contra el estreñimiento y la diarrea y ayuda al paciente a tener un taburete formado. Como la fibra se puede fermentar por bacterias intestinales, esto puede producir gas e hinchazón. Este problema es más serio cuando se consume una gran cantidad de fibra en la dieta.

❖   **Todo que he oído hablar fibra es positivo. ¿Hay desventajas?**

Sí. La fibra puede causar hinchazón. Puesto que la fibra se puede fermentar por las bacterias intestinales, puede dar lugar a la producción excesiva de gas. Este problema es particularmente molesto cuando una cantidad grande de fibra se introduce en la dieta.

Las buenas noticias son que el hinchazón puede ser superado fácilmente con una dosis muy baja y *gradualmente* aumentando la cantidad de fibra sobre el período de semanas más bien que de días. Típicamente, recomiendo que los pacientes comiencen con la media cucharilla de fibra dos veces al día y aumentar la cantidad en media cucharilla cada pocos días hasta alcanzar el efecto deseado, que es 1 a 3 movimientos de intestino suaves por día.

❖　　　¿Hay diversos tipos de fibra?

Según lo mencionado arriba, diversas clases de fibra actúan a través de diversos mecanismos. Así, el tipo de fibra que usted consume es de suprema importancia. Los individuos con estreñimiento son más probables a beneficiar de psyllium o de Metamucil, mientras que el polvo del salvado satisface mejor a la gente con diarrea.

❖　　　Yo como muchas verduras y frutas. ¿Necesito un suplemental de fibra?

Los pacientes generalmente no consumen suficiente fibra, tal como verdura y fruta; así, los médicos recomiendan típicamente el suplir de la dieta con la fibra (es decir, píldoras y/o polvo de la fibra). Usted debe saber que, aunque un suplemento de la fibra (es decir, píldora o polvo) no es superior a comer una dieta rica en fibra, la mayoría de la gente no consume la cantidad requerida de fibra en su dieta típica.

❖　　　¿Qué clases de medicinas se utilizan en SII?

El tratamiento actual del SII se basa en el alivio de los síntomas. Las medicaciones utilizadas para el SII mejoran la desmotilidad intestinal o hipersensibilidad intestinal o ambas. Medicaciones que modifican la motilidad aumentan la peristalsis o disminuyen espasmos. Estas medicaciones se llaman prokineticos o los espasmolíticos, respectivamente. Prokineticos y el otros laxantes son particularmente provechosos para aliviar los síntomas de hinchazón y del estreñimiento, mientras que los espasmolíticos relajan contracciones intestinales y son provechosos en el manejo del dolor abdominal y de los calambres. Hay algunos agentes de motilidad que reducen la actividad peristáltica y se podrían utilizar para aliviar la diarrea. Algunas medicaciones actúan modulando el dolor y mejoran así la tolerancia de los pacientes al dolor. Algunas medicaciones, tales como antidepresivos y agentes de seratonina, son difíciles de categorizar en estos grupos puesto que tienen la capacidad de modificar motilidad intestinal y la sensibilidad.

❖   **¿Cuáles son agentes prokinetic y laxantes usados?**

Los agentes prokinéticos mejoran la peristalsis intestinal.[46] Domperidone (Motilium®) es una medicina que mejora la evacuación de gases. Es efectiva para reducir el hinchazón y el dolor abdominal después de comer, particularmente en la dispepsia sin úlcera. Esta medicina no se puede conseguir en los Estados Unidos. Cisapride (Propulsid®) es una medicación que reduce el estreñimiento. [47] Debido a un efecto secundario raro pero serio, el FDA la quitó del mercado en el año 2000 y ya no se receta en los Estados Unidos. Tegaserod (Zelnorm®) fue otro agente que útil para pacientes del SII con estreñimiento, pero también fue quitado del mercado por el FDA por sus serios efectos secundarios y ahora sólo se puede conseguir de manera restringida para el uso de SII. Prokinetics no es el único grupo de medicina que mejora los síntomas de hinchar y del estreñimiento. Hay otros laxantes que se pueden utilizar para relevar estos síntomas. El otro grupo de laxantes funcionan cambiando la consistencia del taburete. Amitiza® (Lubiprostone) es una de estas medicinas y ha sido aprobada por el FDA para tratar el estreñimiento. Esta medicina no se ha aprobado para tratar SII, pero pruebas clínicas recientes indican que da buenos resultados.

❖ **¿Cuáles son los agentes antidiarreicos?**

Este grupo de medicinas ayuda con el intestino flojo. Los agentes andiarreicos son muy útiles en el manejo de la diarrea y el dolor en el SII. [48] Loperamide (Imodium®) y otros agentes reducen la diarrea y el sentido de urgencia en muchos pacientes con SII. Loperamide se prefiere más a otras medicinas como diphenoxylate (Lomotil®) o la codeína porque no afecta directamente el cerebro. Además, cuando se combina diphenoxylate con un espasmolítico se puede causar confusión, especialmente con personas de edad.[49] Cholestyramine (Questran®) es otro agente antidiarreico que se ha usado en el SII con buenos resultados. Su mayor desventaja es que tiene un mal sabor. Alosetron hydrochloride (Lotronex®) es una droga nueva para el SII que ayuda a controlar la diarrea y también afecta la sensibilidad intestinal y ayuda con el dolor abdominal.[50]

❖ **¿Cuáles son espasmolíticos o antispasmodics?**

Este es un grupo de medicinas que alivia los espasmos y relaja el intestino. Los espasmolíticos son recetadas frecuentemente para pacientes con SII que tienen diarrea y dolor. Los estudios han encontrado que estos agentes son más efectivos en reducir el dolor y mejorar la condición de vida del paciente. Como estos agentes reducen las contracciones intestinales, pueden causar estreñimiento. [51] Algunos espasmolíticos comunes son Dicyclomin (Bentyl®), Hyoscyamine (Anaspaz®, Levsin®, NuLev®, Levbid®),

Metylscopalamin (Pamine®), Clidinium (Librium®), Clidinium-C (Librax® es una combinación de Librium y un ansiolítico, Chloradiazepoxide), Probanteline (Probantine ®), Symax (Duotab®). Además, los varios efectos secundarios de estos agentes limitan su popularidad entre pacientes y médicos. Estos agentes pueden causar retención urinaria, visión borrosa temporal, boca seca, ojos secos y somnolencia. Se espera que las versiones nuevas de los espasmolíticos tengan menos efectos secundarios. Su efectividad y el rango completo de efectos secundarios todavía no se conocen. Existen medicamentos herbales que tienen propiedades espasmolíticas como la menta verde y el aceite de menta.

❖ **¿Cuáles son otros medicamentos facilitan el dolor abdominal?**

Buena pregunta. Las píldoras del dolor para SII mejoran hipersensibilidad intestinal afectando el eje cerebro-intestino. Es decir apuntan los receptores del serotonin estimulándolos o inhibiendo. ¡No es eso extraño?! Por ejemplo, Alosetron (Lotronex®) inhibe los receptores del serotonin tipo-3, mientras que Tegaserode (Zelnorm®) estimula los receptores del serotonin tipo-4. Alosetron aumenta los umbrales para la sensación, la distención y la urgencia del dolor en pacientes con SII.[50] Esta medicina retrasa el tránsito intestinal y mejora la diarrea en SII. Otros bloqueadores de la serotonina tales como Ondansetron (Zofran®) y Granisetron (Kytril®), pueden ser provechosos para el manejo del dolor y de la diarrea no han sido evaluados extensivamente en pacientes con SII. Tegaserod mejora no solamente motilidad si no también aumenta el umbral sensorial para el dolor y facilita así dolor abdominal en SII.[52] Según lo mencionado arriba, esta medicación está disponible ahora en el uso restringido. Prucalopride es similar a Tegaserod y su eficacia está actualmente bajo investigación activa.[53] Otras medicinas que modifican el umbral del dolor actúan bloqueando los receptores del dolor, tales como opioids, o modificación del dolor, tal como Fedotozine, Trimebutine (Apo-Trimebutine®-Trimebutine®) y fentanyl (Duragesic®). Otros grupos de las medicinas modifican el umbral del dolor en el sistema nervioso autonómico, que es un componente del eje cerebro-intestino. La clonidina (Catapres®) afecta los receptores comprensivos y disminuye estímulos colónicos dolorosos.[54] Octreotide (Sandostatin®) es otra medicina que aumenta el umbral sensorial para el dolor visceral y también retrasa motilidad del GI en el SII.[55] Un número de medicamentos están actualmente bajo investigación para el tratamiento de la hipersensibilidad y de la desmotilidad en SII e incluyen SR-48,968, MEN-11,420 [56, 57] y factor neurotrophic cerebro-derivado.[58]

❖ **¿Cuáles son los agentes Psicotrópico que se utilizan en el tratamiento de SII?**

Estas medicinas ayudan con el dolo y otros síntomas del SII. Los medicamentos psicotrópicos son un grupo de antidepresivos que se usan para tratar síntomas psiquiátricos como la ansiedad y la depresión. Muchos pacientes con SII también sufren de la ansiedad y la depresión. Sin embargo, estas medicinas también ayudan a otros pacientes porque modifican el eje cerebro-intestino al modificar el umbral de dolor. Es notable mencionar que la cantidad de antidepresivo que se debe tomar para tratar el SII is mucho menos de lo que se usa para tratar la ansiedad o la depresión.

❖ **¡No tengo ninguna ansiedad o depresión pero mi doctor me escribió una receta para un anti-depresivo!! ¿Por qué hizo eso?**

Además de su efecto Psicotrópico, estas medicinas pueden modificar al eje cerebro-intestino afectando los neurotransmisores a lo largo del eje y modificando el umbral del dolor. Es significativo que la cantidad del antidepresivo que se requiere para tratar con eficacia al SII es menos que el que se utiliza para la depresión o la ansiedad.

❖ **¿Qué clase de antidepresivo es el más provechoso de SII?**

Casi todos los antidepresivos que se han recetado a los pacientes con SII tienen índices variables del éxito. Los antidepresivos más comunes son tricyclics e inhibidores selectivos de la reabsorción de la serotonina (SSRIs) e inhibidores de nuevo consumo de Serotonin-norepinephrine (SNRIs).. El tricyclics es lo más comúnmente usado, Amitriptyline, Nortriptyline (Pamelor®), Imipramine (Tofranil®) y Doxepin (Sinequan®; Zonalon®). Los efectos beneficiosos de estos medicamentos son independiente de sus efectos Psicotrópicos.[59] Los SSRIs más comunes son Paroxetine (Paxil®) y el floxetine (Prozac®). Los SNRIs son más nuevos comparados a los dos mencionados arriba y el SNRIs comúnmente incluye Venlafaxine (Effexor®) y Duloxetine (Cymbalta®). Comparado al tricyclics, los SSRIs son menos efectivos. Pero tienen un perfil más bajo del efecto secundario, comparado al tricyclics y es también beneficioso debido a sus características del ansiolítico (alivian la ansiedad). Los SNRIs son también modalidades eficaces en el manejo del SII.

❖ **Ayer cuando fui as super, vi muchas medicinas herbales que dicen mejorar la salud del tracto digestivo. ¿Estos remedios funcionan y son seguros?**

Dr. Drossman: No hay medicinas herbales establecidas científicamente para el uso en SII, aunque existen varios productos comerciales. El uso de medicinas herbales como medicina complementaria o alternativa, si son usadas de manera segura, pueden ayudar. Hace muchos años hubo un estudio que enseñó que medicinas herbales seleccionadas por un herbalista beneficiaron a ciertos pacientes. Pero ahora, diez años más tarde, todavía no es claro el efecto de estas medicinas.

Dr. Brown: Las medicinas herbales se han usado durante cientos de años para tratar desórdenes del intestino. La literatura del Oeste ha empezado a publicar estos estudios. Uno de los primeros fue en 1998 de un grupo en Australia. Fue la primera prueba clínica de medicina herbal China tratando al SII que fue publicada en un lugar fuera de la China. Los investigadores examinaron medicinas herbales Chinas guiadas específicamente a los problemas de cada paciente. La medicina estandarizada herbal contenía hasta 40 diferentes hierbas escogidas por un experto para tratar desórdenes funcionales del intestino. Los 116 pacientes demostraron un beneficio estadísticamente superior en sus síntomas que las formulaciones Chinas estandarizadas e individualizadas. No hubo diferencia en la eficacia entre la medicina herbal individual y la fórmula estandarizada. Sin embargo, la duración del alivio fue más larga con la medicina individualizada. Un estudio más reciente de la Universidad China de Hong Kong, publicada en el 2006, estudió 119 pacientes que recibieron medicina tradicional China o un placebo para tratar su SII con diarrea predominante. Los investigadores en esta prueba examinaron el alivio global de síntomas, que es una manera de medir la salud general del paciente durante una prueba clínica. Esto es muy típico durante una prueba clínica en el campo de desórdenes funcionales del intestino. Este estudio no descubrió ninguna diferencia entre el placebo y la medicina herbal China. Los autores de la prueba concluyeron que la medicina herbal China no es efectiva en el control de síntomas de SII con diarrea predominante. Tongxieyalfang (TXYF) es otra medicina herbal China usada para tratar el SII. En Mayo del 2006 el Journal of Alternative and Complementary Medicine publicó un estudio que analizó la literatura examinando las pruebas controladas y al azar de la medicina herbal China en el tratamiento de SII. Fueron un total de 12 estudios y 1125 pacientes. Combinando los datos de los 12 estudios enseñó que TXYF fue más efectivo que el placebo en el control de síntomas del SII. Los autores concluyeron que la medicina herbal China tal vez puede tratar al SII. Desafortunadamente, la calidad de los 12 estudios fue muy pobre y la recomendación firme para el uso de estas medicinas no se pudo realizar. Finalmente, se publicó un estudio de medicinas herbales en el tratamiento de SII en Noviembre del 2005. En esta recopilación de estudios, los autores generaron 75 pruebas con casi 8,000 pacientes con SII. Solo tres de ellas fueron de alta calidad y las demás fueron de baja calidad. Se probaron 71 medicinas herbales en estas pruebas que compararon medicinas herbales con un placebo o fueron añadidas a un tratamiento convencional. Cuando los remedios herbales fueron comparados al placebo las siguientes medicinas enseñaron un mejoramiento significante en todos los síntomas: STW-5, STW-5-II, medicina tibetana herbal, Padma Lax, fórmula tradicional China y las preparaciones Tanxie, Yaofang y Ayurvédicas. No hubieron reacciones adversas a las medicinas herbales en este estudio. La conclusión de este estudio es que algunas medicinas herbales pueden mejorar los síntomas de SII. Sin embargo, los datos no son de muy alta calidad y algunos no tenían muchos pacientes. Es claro que es necesario examinar las medicinas herbales en pruebas clínicas para poder dar una recomendación firme.

❖ **Un amigo compró té de menta y toma una o dos tazas al día y piensa que le ayuda a digerir su comida. ¿Tiene razón?**

Dr. Brown: El aceite de menta ha sido investigado bastante con el tratamiento del SII. Esta medicina herbal se usa por sus propiedades espasmolíticas y de sedativo. Una mezcla de mentas llamado Carmint fue usado en un estudio iraní. La mezcla constaba de hojas de menta verde y otras hierbas (Melissa officinalis y Coriandrun sativum). Fue usado para aliviar síntomas de dolor abdominal e hinchazón con pacientes sufriendo de SII. Los pacientes fueron tratados durante 8 semanas. El estudio enseñó que la frecuencia del dolor y de los calambres fue menos en el grupo tomando Carmint que en el grupo de control. La severidad y frecuencia del hinchazón fue reducida bastante. En un articulo de Agosto del 2005, se analizaron 16 pruebas clínicas detallando el uso de menta en el tratamiento de SII. El porcentaje de éxito fue de 58% para los grupos tomando menta y 29%

para los grupos de control. Los efectos secundarios de la menta fueron templados y de corta duración. Estos pacientes sufrieron de acidez, quemazón perianal o molestia. Los autores concluyeron que el aceite de menta es seguro y en estos estudios parece ser efectivo para controlar los síntomas de SII como dolor abdominal, calambres, diarrea y estreñimiento. Los pacientes también tuvieron un aumento en la calidad de vida. Los autores de estos análisis tal vez son un poco muy optimistas en cuanto a la efectividad del aceita de menta. Se debe mencionar que on otro estudio publicado en 1998 no se observó ningún tipo de alivio con el uso de aceite de menta. En conclusión, el aceita de menta parece ser una manera efectiva y segura de tratar síntomas del SII como dolor abdominal y calambres pero no se puede recomendar enteramente hasta que se tenga más información y más estudios.

❖   **Mi suegro usa jugo de Aloe Vera y me ha alentado a usarlo. Cree que es bueno para la salud digestiva. ¿Tiene razón?**

Dr. Brown: La planta de Aloe Vera es una planta que puede producir látex. La gel que se saca de la hoja se usa en el tratamiento de varios problemas gastrointestinales. La mayoría del tiempo se usa en el tratamiento de la colitis de úlcera, donde los estudios varían. Recientemente se ha comprobado que cuando se toma durante 4 semanas ha mejorado los síntomas mucho más que el grupo de control en pacientes con colitis de úlcera. Nuestros propios estudios en la universidad Rush Medical Center no han sido tan prometedores. Pero si hay un estudio clínico examinando la eficacia del jugo Aloe Vera en el tratamiento del SII. Fue publicado en el 2006 y viene de Inglaterra.

Cincuenta y ocho pacientes fueron tratados una vez al mes con Aloe Vera (50 mililitros cuatro veces al día durante un mes). Los factores del estudio fueron el dolor abdominal, la distensión, la satisfacción con los movimientos intestinales y su bienestar general. Este estudio no comprobó que el jugo de Aloe Vera alivia los síntomas de SII. El 35% de los pacientes tomando el jugo Aloe Vera mejoraron mientras que el 22% del grupo de control mejoró. La diferencia no es estadísticamente significativa y es por eso que no se comprobó nada. No hay mucha otra información y es por eso que no se usa el jugo Aloe Vera para el tratamiento del SII.

❖ **Vi un anuncio sobre una bacteria viva, VSL#3, en el periódico. ¿Cual es esta bacteria y me podría ayudar con mi SII?**

VSL#3 es un probiótico. Los probióticos son bacterias que sobreviven el proceso digestivo y por lo tanto se encuentran el tracto gastrointestinal. Hay más de un millón de especies de bacteria en el tracto digestivo, especialmente en el intestino grande. Estas bacterias pueden ser afectadas por la dieta y varios desórdenes. Se cree que un balance apropiado de estas bacterias tienen una relación directa con la salud del tracto digestivo y a la salud en general. Varios estudios han comprobado que existen anormalidades en el balance de estas bacterias en ciertos desórdenes como el SII. Algunos estudios han encontrado que el consumo de bacterias vivas (probióticos) pueden corregir este desequilibrio. Existen varios productos en el mercado pero solo algunos han tenido pruebas clínicas. VSL#3 es uno de los probióticos que contienen casi medio billón de bacterias vivas que sobreviven el tracto gastrointestinal y pueblan en colon. Los resultados clínicos de VSL#3 han sido positivos para pacientes con SII. En particular, han reducido el hinchazón y el gas en estos pacientes. Como son bacterias vivas, es necesario que se guarden bajo refrigeración. VSL#3 solo se ofrecía en forma de polvo, pero ahora existe en forma de pastilla.

❖ **Un amigo que tiene SII me dijo que ha beneficiado de la biorretroalimentación. ¿Es esta una manera de tratar SII?**

Dr. Drossman: Si, la biorretroalimentación puede ser un tratamiento para el SII.[32] Usted puede estar hablando de la biorretroalimentación generalizada, que es un método donde usted aprende a relajar los músculos del cuerpo como el trapecio, la espalda o los músculos de la cara al observar en una pantalla el nivel de tensión que ellos tienen. A través de la práctica, cuando estos músculos se relajan, usted puede llegar a un punto de relajación que puede ayudar a aliviar sus síntomas instestinales. Esto es similar a otros tratamientos psicológicos que incluyen la hipnosis y varias terapias que manejan el estrés. [13, 25] En el campo de la gastroenterología, hay otro tipo de biorretroalimentación llamado anorectal, donde una tienta que mide la tensión muscular es aplicada específicamente a los músculos pélvicos en vez de a los otros músculos. La meta es la misma: de enseñar a esos músculos a relajarse .

════ Capítulo 6 ════

VIVIENDO CON SII

En este capítulo usted aprenderá:

✓   _Lo que usted debería comer y lo que usted debería evitar._

✓   _Cual es "la Dieta Dinámica"._

✓   _Como el Embarazo afecta SII y viceversa._

✓   _Como el problema de sueño está relacionado con síntomas de SII._

✓   _Como usted debería usar el Internet para aumentar su entendimiento de IBS._

❖   **¿Cuáles son las modificaciones dietéticas? ¿Qué debo comer? ¿Qué alimentos debo evitar? ¿Es decir, cuál es la mejor dieta de SII?**

Desafortunadamente, no hay buena dieta de SII. Considere el ejemplo siguiente. Joe, un contable en Newlife Company en Chicago, tiene dolor abdominal, el hinchazón y taburete flojo al final del ciclo fiscal. Como resultado de sus síntomas, él ha hecho dos visitas al salón de la emergencia. Sus síntomas empeoran cuando come alimentos grasosos y/o picantes. Él no puede tolerar la fruta fresca. Le recetaron varias medicaciones, que aliviaron temporalmente sus síntomas. Su gastroenterólogo lo diagnosticó con SII y recomendó que tomara sus vacaciones. Cuando se fue al Caribe, pudo comer cualquier tipo de alimento sin ningún problema. Usted sea tan el juez. ¿Debe Joe modificar su dieta para el resto de su vida?

❖   **¿Puedo comer lo que quiera?**

Depende. Como la respuesta anterior demuestra, no hay dieta fija para el SII. Mucho depende de la interacción dinámica entre usted, el alimento que usted come, y es estrés ambiental potencial. Así pues, en vez de proponer una dieta fija para el SII, recomiendo una "dieta dinámica."

❖   **¿Qué? ¡Una "dieta dinámica"?!!!**

Adherir a una "dieta dinámica" significa que usted determina qué clase de alimento incluir o excluir en su dieta, basada en su situación actual de la vida así como experiencias anteriores. Por ejemplo, si la salmuera y las especias causan problemas del GI, usted debe evitarlos. Sin embargo, si usted no experimenta ninguna dificultad con soda y alimentos grasosos, usted puede incluirlos en su dieta. Si sus síntomas son intermitentes, usted probablemente debe restringir su dieta durante este período de tiempo. Esta es la razón por la cual la llamo una "dieta dinámica." Usted puede mantener su dieta durante períodos sin síntomas, pero necesita restringirla en otras ocasiones.

❖ **¿Supongo que las salmueras, las especies, el ajo, las cebollas y otros alimentos que no me incomodan son inofensivos para mi zona de GI?**

Absolutamente. Usted debe saber que la presencia de síntomas no es indicativa de daño a su zona del GI. De hecho, estos síntomas se asocian a desmotilidad y/o a hipersensibilidad, más bien que a daño o a la ulceración mucosal. Estos síntomas son la manera de su cuerpo de informarle que este alimento particular estimula su zona del GI y por lo tanto debe ser evitado. En ausencia de estas advertencias, no hay necesidad de evitar esos alimentos.

❖ **Tengo problemas al dormir y me siento muy cansado durante el día. ¿Es relacionado al SII?**

Si. Hay varios estudios que demuestran una relación muy cercana entre el dormir y los síntomas gastrointestinales. El equipo de investigación del Rush University Medical Center en Chicago recientemente realizó un estudio del papel del dormir en el SII y en el desorden del intestino inflamado. Los resultados comprobaron que los pacientes del SII tuvieron muchos problemas al dormir comparado con aquellos sin SII. Los resultados van a ser publicados en el Journal of Gastroenterology and Hepatology. Me gustaría compartir algunos de los resultados. Los pacientes del SII tuvieron en promedio de 6.0 ± 0.3 horas de sueño cada noche, que fue menos que los pacientes sin SII (6.7 ± 0.2 horas). Los pacientes con SII se tardaron un promedio de 50.4 ± 10 minutos para dormirse. En total, un 67% de pacientes con SII reportaron que en una noche o más por semana se tardaron más de 30 minutos en dormirse. Esto es un gran contraste con el 13% de pacientes saludables que reportaron el mismo problema. La preocupación y ansiedad sobre su desorden fue uno de los problemas más grandes que se reportaron en cuanto a problemas de dormir (29%). Un 88% de los pacientes con SII mencionaron que se despertaron una o dos veces por noche mientras que solo 40% de los pacientes normales reportaron ese tipo de problema. El despertar durante la noche fue atribuido a dolor abdominal (71%), necesidad de ir al baño (87%), dificultades de respiración y ronquidos (50%), el sentir mucho frío (61%), sentirse muy caliente (71%) o pesadillas (67%). Normalmente, los pacientes con SII atribuyeron su tendencia a despertarse frecuentemente a varios de estos problemas. En general, menos de 10% de los pacientes con SII indicaron que durmieron bien a comparación de 60% de los pacientes saludables. Es más, 54% de pacientes con SII tuvieron que usar algún tipo de medicamento para poder dormir en el ultimo mes, mientras que ningún paciente saludable tuvo que tomar medicina. Estos resultados enseñan lo inmenso que es el problema de dormir en el SII. No solo causa estrés, pero también afecta la habilidad del paciente de enfrentar su enfermedad y por lo tanto afecta síntomas como el dolor abdominal y la fatiga. También puede afectar la calidad de vida de un grupo de personas que ya de por si tiene problemas en esa área. Por lo tanto, no tengo duda que el dormir es afectado por el SII y sus síntomas. La pregunta verdadera es si hay una estrategia que maneja estos problemas y si afectan o no el SII. Estoy optimista que investigaciones futuras lograrán contestar esta pregunta.

❖   **Yo ayuno durante ciertos días religiosos y la última vez noté que mis síntomas mejoraron notablemente. ¿El ayunar afecta los síntomas de SII?**

Los estudios de este tema son muy limitados. Hay uno relativamente bueno de Japón en el cual usaron una terapia de ayuno de 10 días (nada de comida, sólo agua) seguido por cinco días de dieta normal.[60] Se observó un mejoramiento significativo de los síntomas de SII comparado a los pacientes que fueron tratados con terapias convencionales. Los resultados del estudio son razonables porque los síntomas de SII típicamente son relacionados a la comida que se está consumiendo o a movimientos del intestino. Si uno ayuna durante 10 días no habrá ningún estimulo que podría causar síntomas. Lo que no se sabe es si este mejoramiento durara más del período de 10 días del estudio. Si nos basamos en este estudio, uno pensaría que el ayuno es de gran ayuda para aliviar los síntomas de SII. Sin embargo, es difícil llegar a esa conclusión por varias razones: 1) este estudio muestra el beneficio de un período de ayuno muy largo y no uno corto que es más común en el ayuno religioso, que típicamente es de 14–24 horas. 2) En el ayuno religioso la persona normalmente come una comida grande después del período de ayuno, no durante horas normales de comer. Por lo tanto, es de esperarse que los síntomas se alivien durante el ayuno pero también que empeoren después de esa comida pesada. En general, creo que la reacción del cuerpo de cada persona al ayuno puede ser muy diferente. Algunos individuos pueden tener resultados positivos con el ayuno mientras que otros pueden ver resultados negativos. Sin importar los síntomas, no existe la posibilidad de daño orgánico al tracto gastrointestinal de personas con SII durante un tiempo de ayuno. Mi sugerencia es de usar su propia experiencia para descubrir si usted pertenece al grupo de pacientes de SII que beneficiará del ayuno o si el ayuno solo empeorará sus síntomas.

❖   **Estoy planeando tener un bebé en el futuro. ¿El embarazo afecta el SII?**

Como usted sabe, el SII afecta principalmente a mujeres jóvenes en sus años reproductivos y afecta más a las mujeres que a los hombres. Por lo tanto, es común que nosotros recibamos pacientes embarazadas con SII que necesitan nuestra ayuda. Pero no hay mucha información en los estudios sobre esta combinación. Basado en los estudios que se han hecho, sabemos que casi un tercio de los pacientes con SII sufren una exacerbación de su estreñimiento y una cantidad similar de molestias de diarrea durante el embarazo. [61] En general, el manejo de SII durante el embarazo es similar al de las mujeres no embarazadas. No existe una medicina segura durante el embarazo y las medicinas para SII no son la excepción. Sin embargo, existen reportes anecdóticos del uso de medicinas sin receta para aliviar el estreñimiento o diarrea que no han causado ningún daño. [62] Pero yo no sugeriría el uso de ninguna medicina si no es absolutamente necesario. No hay datos en los estudios que comprueban que el SII afecta al embarazo, al feto o que causa más complicaciones durante el embarazo.

❖ **¿Usted recomienda el usar del Internet para aumentar mi comprensión de SII?**

Sí y no. Hay una abundancia de información con respecto a SII en el Internet. Sin embargo, no toda esta información es exacta. Recomiendo los sitios siguientes para la información adicional:

http://www.aboutibs.org/. This is the website of the International Foundation of Functional Gastrointestinal Disorders (IFFGD).

http://www.talkibs.org/index.html. This is the website of the Society for Women's Health Research.

http://digestive.niddk.nih.gov/ddiseases/pubs/ibs_ez/index.htm. A service of the National Institute of Diabetes, Digestive and Kidney diseases (NIH).

http://www.mayoclinic.com/health/irritable-bowel-syndrome/DS00106. This is part of the Mayo clinic website.

http://www.emedicinehealth.com/irritable_bowel_syndrome/article_em.htm. A website from e-medicinehealth.

http://en.wikipedia.org/wiki/Irritable_bowel_syndrome.

http://www.ibsassociation.org/

www.med.unc.edu/ibs

❖ **¿Y los grupos de ayuda del Internet que juntan en persona? ¿Son útiles?**

Una vez más mi respuesta es sí y no. Esta clase de establecimiento de una red social puede ser muy provechosa. El participar en grupos de ayuda permite que usted hable con gente que tiene los mismos problemas que usted. También provee una oportunidad de oír hablar a otros de sus experiencias y de compartir sus pensamientos, preocupaciones y preguntas. Esto puede ser extremadamente provechoso y tranquilizante. Por otra parte, algunos grupos de ayuda pueden aumentar sus preocupaciones y ansiedad general sobre el SII debido a la información o a la exposición inexacta a la gente con problemas relacionados al SII más severos.

❖   **¿Cuál es su consejo total para mí?**

Ahora que usted sabe más sobre esta enfermedad, usted está a un paso más cercano de un manejo acertado de su problema. Mi meta principal en este libro es explicar la naturaleza de sus síntomas, clarificar de donde estos síntomas están viniendo y proveer que usted tenga la información sobre qué hacer cuando usted tiene SII. Usted también debe saber que usted no tiene una enfermedad seria, como cáncer, u otro problema orgánico de el GI, como enfermedad inflamatoria del intestino o úlcera péptica. Usted debe saber que su problema es el resultado de desmotilidad e hipersensibilidad y usted es capaz de cambiar muchos parámetros del eje cerebro-intestino. Usted puede desarrollar una actitud positiva hacia su enfermedad y tomar un acercamiento proactivo hacia la educación y el tratamiento. Usted no es una víctima de este desorden, sino está encargado de él. Puede ser que usted no pueda controlar todos estos síntomas pero con esta información usted ha aumentado sus conocimientos y capacidades para hacerle frente y ha aprendido cómo vivir con algunos de estos síntomas. Le sorprenderán, cómo después de vivir con los síntomas molestos por un rato, usted puede ser síntoma-libre y los síntomas ya no podran incomodarle más.Ahora usted esta capacitado de contestar a muchas de sus preguntas.

Usted debe de comenzar a manejar su tension a cualquier manera que usted pueda. Si usted no puede hacerlo, no se asuste y busque ayuda professional, Asi como un psicólogo. La tensión, la ansiedad y el preocuparse constantemente, todos estos sintomas tienen un impacto negativo en su salud. Intente evitar un trabajo extremadamente agotador y estar en otras situaciones de la vida que causen mucha tensión. Conosca sus limitaciones y no se abrume. La clave es de decir "NO" y es dura de alcanzar, así es de que cuando usted eliga luchar, esté seguro de que vale la pena.

Agregue el hacer ejercicio a su rutina diaria., Incluyendo 5-10 minutos para estrechar los musculos antes de comenzar el día, esta puede ser la clave para solucionar muchos problemas.

No vacile en utilizar la medicina para sus síntomas. Nunca luche con dolor. Recuerde siempre los efectos secundarios de la medicina pueden exceder su ventaja potencial particularmente en el funcionamiento beneficioso a largo plazo. Considere siempre la medicina como una medida a corto plazo que proporcione la relevación temporal. En SII, la medicina es generalmente un arreglo rápido que le da tiempo adicional para pensar en un tipo más permanente de terapia. Algunas veces, usted puede utilizar la medicina sobre una base como-necesaria, por ejemplo durante llamaradas de la enfermedad.

Usted puede comer todo lo que no le moleste. No existe una dieta limitada basada en el consejo de la gente. Confíe en su sistema del GI como el mejor dietético y no se prive de su alimento preferido. Al comer, siempre adhiera a la moderación. Agregue la ensalada y las verduras frescas a su dieta y supla su dieta con cantidades adecuadas de fibra. Busque cuidadosamente un médico y quédese con el/ella. No cambie sus médicos simplemente debido a las experiencias que la gente ha tenido.

❖ **¿Si tengo más preguntas que no puedo encontrar en este libro, qué debo hacer?**

Como usted notó, este libro se basa en preguntas verdaderas que mis pacientes me han hecho durante sus citas. Yo estaría muy contento de contestar a todas sus preguntas. Yo publicaré estas preguntas, excepto el nombre del paciente, y sus respuestas en un boletín mensual. Así, su pregunta no solamente le ayudará a usted, sino que también ayudará a otras personas con preocupaciones y problemas similares. También agregaré preguntas seleccionadas a la siguiente versión del libro. Por favor sientase libre y comuníquese conmigo por medio de "hagame una pregunta?" en mi página de internet: HTTP://www.IHaveIBS.com También puedo enviar su pregunta a especialistas y así lograr una respuesta mas directa, ya que ellos podrían tener más experiencia en ciertas áreas.

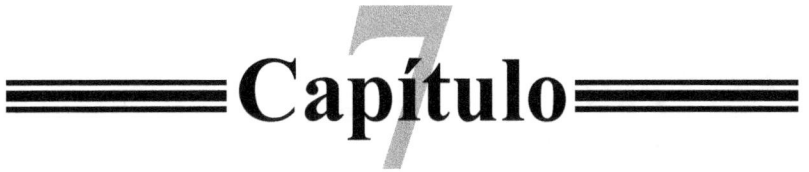

═══Capítulo═══

ÚLTIMAS NOTICIAS DE SII

En este capítulo usted leerá las noticias más recientes y su importancia sobre SII:

- ✓   *Nueva Investigación en SII*

- ✓   *Nuevos Instrumentos Diagnósticos*

- ✓   *Nuevas Opciones de Tratamiento*

- ✓   *Noticias de Medicina complementarias y Alternativas*

- ✓   *Vida con Noticias IBS*

❖   **Sistema Inmunológico Realzado en Pacientes con SII**

En un estudio de Australia, los investigadores mostraron que los leucocitos de sujetos con SII liberarían más productos químicos inflamatorios (cytokines) en la línea de fondo y cuando ellos son estimulados con toxinas bacteriales. Los investigadores concluyeron que los pacientes con la diarrea predominante-SII tienen un sistema inmunológico realzado [Gastroenterolgy, Volume 132, Issue 3, March 2007].

❖   **¿Síndrome de Fatiga Crónico es una Enfermedad Infecciosa?**

Un estudio de EE.UU mostró por primera vez que la biopsia de estómago puede ser un método bueno de encontrar un virus inactivo en pacientes con el Síndrome de Fatiga Crónico (SFC). Esta condición de incapacitación afecta una proporción significativa de la población de edad de trabajo y toma un peaje caro en gastos de asistencia médica. Hay una correlación significativa entre esta enfermedad y SII; sin embargo los investigadores no tienen una explicación buena de esta unión. Doctor John Chia es el coautor de este papel y él es el padre de Andrew Chia, ahora 24, quién fue diagnosticado con el síndrome de fatiga crónico en 1997. Muchos investigadores en el pasado han tratado de unir las infecciones virales como enterovirous a SFC, pero el modo principal de buscar el virus era análisis de sangre. En este estudio, el 82 % de los especímenes de estómago de SFC pacientes probó positivo para partículas enteroviral mientras sólo el 20 % de las muestras de la gente sana mostró las mismas partículas de virus. Vale la pena mencionar que enteroviruses puede causar infecciones respiratorias y gastrointestinales agudas en individuos sanos. En la mayor parte de casos, la infección enterovirus tiene un curso breve, autolimitado. La obtención de un espécimen de estómago para el diagnóstico de la infección enterovirus no es considerada actualmente una prueba diagnóstica estándar. [washingtonpost.com, Thursday, September 13, 2007]

❖   **¿Está relacionado el SII con bacterias intestinales?**

Vivimos en el mundo lleno de bacterias y un mundo lleno de vidas de bacterias dentro de nosotros. ¿Por qué? La extensión intestinal es la más grande que une el cuerpo humano con el ambiente externo. Con más de 2000 pies cuadrados de la superficie que es expuesta a alimento y materia que entran en el cuerpo de la boca, no es sorprendente que varios grupos de bacterias viven en partes diferentes de la extensión de intestino. Estas bacterias son la flora normal (bacterias buenas) y tienen una relación (simbiótica) provechosa con el cuerpo. Recientemente, los investigadores han propuesto que uno de los culpables que causan IBS sea un desequilibrio de bacterias buenas y malas en el pequeño intestino grueso. En esta revisión, el autor trató de reunir un resumen de la historia de la investigación y el efecto de tratamiento con el antibiótico en esta condición. El estudio está todavía en su infancia y crecimiento bastante rápido. [Current Treatment Opions gastroenterology, 2007 Aug;10(4):328-37]

❖   **¿Puede endoscopia de Cápsula de Vídeo Descubrir Casos No diagnosticados de la Enfermedad de Crohn?**

Un nuevo informe del Centro Médico de la Universidad de

Baptist Wake Forest mostró la endoscopia de cápsula descubrió casos de la enfermedad de Crohn del pequeño intestino que fueron no diagnosticados hasta 15 años. En este estudio, 198 casos con la sangría gastrointestinal inexplicada fueron evaluados usando la endoscopia de cápsula de vídeo. Este dispositivo toma numerosos cuadros del forro gastrointestinal cuando esto viaja por el aparato digestivo y ha sido en particular útil en el descubrimiento de las lesiones del pequeño intestino donde las otras pruebas como la endoscopia o colonoscopia no pueden alcanzar. En este estudio, la Endoscopia de Cápsula de Vídeo diagnosticó 6 casos de la Enfermedad de Crohn no diagnosticado en pacientes que tenían colonoscopias y otros tipos de pruebas. El uso más común de esta prueba actualmente incluye el diagnóstico de la sangría gastrointestinal con la fuente obscura. [Healthday, November 25, 2007]

❖ **Prueba Genética para Diagnóstico de Intolerancia de Lactosa**

Una prueba genética puede sustituir las pruebas de aliento de hidrógeno para el diagnóstico de la intolerancia de lactosa en sujetos de SII. Los investigadores en la Austria mostraron que una prueba genética era el 97 % exacta en la predicción de la intolerancia de lactosa en el sujeto de SII cuando era comparado con Pruebas de Aliento de Hidrógeno estándares. Lea el extracto. [Clinica Chimica Acta, Volume 383, Issues 1-2, August 2007, Pages 91-96]

❖ **Prueba de Taburete Potencial para Descubrir Inflamación de Intestinootential**

Un grupo de estudio de Alemania relató que una nueva prueba de taburete diagnóstica que puede diferenciar la Enfermedad de Intestino Inflamatoria (IBD) del Síndrome de Intestino Irritable (SII). En este estudio, los investigadores usaron un ensayo que descubrió una proteína (S100A12) en el material fecal que es secretado por leucocitos y el nivel es aumentado en el taburete de sujetos de IBD. (Los estudios previos usaron otra proteína (calprotectin) en el taburete por la misma razón con un poco de éxito). La exactitud de esta prueba en la diferenciación de SII de IBD es relativamente alta (la sensibilidad del 86 % y la precisión del 96 %) y podría ser un instrumento excelente en el diagnóstico de desórdenes gastrointestinales. [GUT, 2007 Dec;56(12):1706-13]

❖ **La Nueva Opción para el Tratamiento de SII con el Estreñimiento está en el Horizonte**

El Dynogen Pharmaceuticals, Inc anunció el principio de una fase temprana de la investigación clínica de su nueva medicina que promueve el motilidad de la extensión gastrointestinal. El nombre de esta nueva medicina es DDP733 (pumosetrag). En este nuevo proceso, la medicina es usada en una manera aleatoria, dos veces ciega, controlada por placebo. Este significa que ni pacientes ni doctores que están implicados son conscientes si el paciente toma la medicina activa o el placebo. Esta medicina puede ser un agente potencial que puede llenar el mercado para el tratamiento de SII con el estreñimiento después de la retirada de Zelnorm del mercado debido a cuestiones de seguridad. [Medical News Today, 09 Nov 2007]

❖ **¿SII es una Enfermedad Infecciosa?**

Un nuevo estudio liberado por la Associated Press mostró que un antibiótico llamado Rifaximin puede mejorar los síntomas de SII. Este estudio es otro pedazo de pruebas en una nueva campaña de bacterias en SII. Hay una tonelada de bacterias en nuestra extensión gastrointestinal que son predominantemente localizadas en el intestino grueso. Se cree que un desequilibrio en el tipo de bacterias o la vegetación frondosa de bacterias en el pequeño intestino, que es por lo general un germen ambiente libre, podría contribuir a síntomas de SII. [forbes.com 27 Sep 2007]

❖ **Una Nueva Medicina en Horizonte para Pacientes con SII**

Los Productos farmacéuticos de Sucampo presentaron una nueva aplicación de medicina suplemental al FDA para su producto, Amitiza ®, actualmente usado para el estreñimiento crónico, a pacientes con SII con el estreñimiento. Los procesos clínicos han mostrado que los pacientes que reciben lubiprostone probablemente conseguirían dos veces como una respuesta total. [Medical News Today 13 Jul 2007]

❖ **¿Es Zelnorm ® en Su Camino al Mercado?**

Se permite ahora que el Novartis, la compañía farmacéutica que produce Zelnorm ®, distribuya la medicina en una base limitada para el tratamiento de SII. La primavera pasada, Zelnorm ® fue tomado del mercado después de unos acontecimientos cardiovasculares (ataque cerebral y ataque cardíaco) en pacientes que toman la medicina. La retirada de Zelnorm ® limitó las opciones de tratamiento de pacientes con el estreñimiento SII dominante. El uso corriente de la medicina es restringido a sólo un grupo limitado de pacientes, mujeres menor de edad de 55, que encajan los criterios puestos por el FDA. [Medical News Today 28 Jul 2007]

❖   **Arcilla Natural en Tratamiento de Diarrea en**

Un grupo de investigadores en Taiwán mostró que la arcilla natural llamó Dioctahedral smectite (DS) era útil en el trato del síndrome de intestino irritable predominante de diarrea. El efecto fue probado para ser superior al placebo en un proceso de una ocho semana. Lea el extracto. [J. Gastroenterology and Hepatology, Volume 22 Issue 12 Page 2266-2272]

❖   **Tratamiento de IBS con Osteopatía**

La osteopatía es un tratamiento manual para aliviar quejas de cuerpo, que confía en movilización y manipulación del cuerpo. En un estudio reciente en los Países Bajos, un grupo de investigadores mostró que el tratamiento osteopathic ayudó a pacientes con SII con sus síntomas. En este estudio, el 68 % de pacientes en el grupo de osteopatía notó la mejora total definida de síntomas y el 27 % mostró la mejora leve. En el grupo de control que no recibió el tratamiento osteopathic, sólo el 18 % notó la mejora definida, el 59 % mostró la mejora leve, y en el 17 % experimentado empeorándose de síntomas. Un aumento significativo en calidad del resultado de vida sólo fue observado en el grupo de tratamiento osteopathic. Los autores concluyeron que la terapia osteopathic es una alternativa prometedora en el tratamiento de pacientes con SII. [J. Gastroenterology and Hepatology, 2007 Sep;22(9):1394-8]

❖   **Pacientes con SII Están en Riesgo más Alto para Desórdenes Comunes sin Relaciones.**

Los pacientes de SII parecen mostrar una amplificación general del frecuencia de enfermedad. Los desórdenes que son los más comunes en la población general son de manera similar comunes en pacientes SII con el frecuencia relativo más alto. Estos desórdenes no comparten su origen con SII y incluyen enfermedades como infección de vías respiratorias superior, infección de oído, ataque cerebral y muchos otros desórdenes comunes. La razón del frecuencia más alto para estos desórdenes en SII no es conocida. Los autores concluyeron que este puede ser debido a más reportaje de síntomas y consulta más bien que etiología compartida de los desórdenes. [American Journal of Gastroenterology, Volume 102 Issue 12 Page 2767-2776, December 2007]

❖   **Pruebas de Alergia de Piel y SII**

Los investigadores previos han mostrado que la comida individual puede provocar síntomas en algunos pacientes que el 15-67 % de sujetos de ISII puede beneficiar de la manipulación alimenticia. En este estudio, los investigadores usaron pruebas de alergia de piel y mostraron que el 25 % de 100 casos con SII tenía la prueba de alergia de piel positiva al alimento específico. Este era mucho más alto que la alergia similar en la población general (1 en 100 casos). Este estudio no probó para ver si la eliminación de la dieta específica causaría la mejora de síntomas [J Clinical Gastroenterology, 2007;102:1-6]

❖   **Tensión y Bacterias Viscerales**

En un papel de comentario reciente que fue publicado en el diario GUT, los detalles de los cambios del comportamiento de bacterias con hormonas de tensión humanas fueron explicados. Hay varios pedazos de pruebas que las bacterias cambian su virulencia (ataque de propiedades) cuando ellos sienten hormonas de tensión humanas como Norepinephrin. Este puede abrir una nueva avenida en la investigación de la tensión en la extensión intestinal y explicar por qué la población de bacterias puede diferenciarse en aquellos pacientes con SII. [GUT, 2007 Aug;56(8):1037-8]

❖   **¿Cómo afectan las bacterias en mi tripa mi SII?**

Un nuevo estudio de Finlandia mostró que las bacterias fecales de pacientes con el síndrome de intestino irritable se diferencian considerablemente de aquel de sujetos sanos. En este estudio, el investigador usó una técnica muy exacta para descubrir las bacterias. Esta técnica es mucho más avanzada que la técnica de cultura que ha sido usada en el pasado para descubrimiento e identificación de bacterias intestinales. La importancia de este nuevo descubrimiento a los síntomas y el tratamiento de SII es todavía desconocida. [Gastroenterology, 2007 Jul;133(1):24-33]

❖   **El queso añejado puede ser mejor tolerado por personas con intolerancia láctica**

Buenas noticias para aquellos que aman el queso y no pueden comer su comida favorita! La intolerancia láctica es causada por la falta de la enzima lactasa en el pequeño intestino. Basado en este estudio, el queso añejado tiene menos lactosa ya que la bacteria ha tenido más tiempo para afectar la lactosa. Por ejemplo, quesos añejados duros como el cheddar, parmesano o gruyere tienen menos lactosa que los quesos frescos como el Port Salut o mozzarella. Esto es porque la mayoría de la lactosa encontrada en el queso termina en el suero y no en el requesón y la lactosa que queda allí es digerida por la misma bacteria que transforma los nuevos requesones a queso. [Sun-Sentinel.com, Nov 26, 2007]

❖ **Bacterias con beneficios**

Cuando la gente piensa en bacterias, normalmente piensan en enfermedades. Sin embargo, los productos que contienen bacterias son una tendencia popular en la industria de comida sana. Estos productos contienen únicamente bacterias "saludables" llamados probióticos, que son similares a los que están presentes en el tracto digestivo. Su intención es mejorar las funciones del sistema digestivo y hay varias personas que creen que si ayudan. Los beneficios de los probióticos no han sido comprobados científicamente, pero aún así existen más de 150 productos en el mercado Americano bajo el nombre [Washington Post, Dec. 10, 2007]

❖ **Las bacterias, ¿son buenas o malas?**

Por años hemos estado matando bacterias con todo tipo de químicos antibacteriales como el cloro, antisépticos y la refrigeración. Sin embargo, nueva información está surgiendo que dice que las bacterias puede ser nuestros amigos. En este artículo, el autor explora el papel en nuestras vidas de las buenas bacterias y entrevista a varios expertos del campo. "Todos tenemos perfiles únicos de bacteria, como huellas, con nuestra propia proporción de buenas a malas bacterias," dice el artículo. Los expertos del artículo creen que debemos ser mas amigables con las buenas bacterias y tratar de preservarlas. Esto puede ser con probióticos (buenas bacterias en nuestra dieta) o de otra manera. [Asbury Park Press Nov. 11, 2007]

❖ **El SII es una causa significativa de la pérdida de horas de trabajo**

Investigadores de la clínica del Mayo Clinic College of Medicine presentaron sus datos en la reunión anual del American College of Gastroenterology en Filadelfia. La investigación enseñó que pacientes con desórdenes gastrointestinales funcionales, y en particular pacientes con SII (con estreñimiento predominante), pierden 10.3 horas de su trabajo durante cada semana de 40 horas. Considerando la gran cantidad de gente con SII, no es sorprendente que este problema cause gran pérdida financiera alrededor del mundo. [Forbes Oct 16, 2007]

❖ **Intolerancia de comida vs. Alergia de comida**

Mucha gente tiene sensibilidad a ciertas comidas, que pueden causar varios síntomas. Pero ¿qué es la alergia de comida y que es intolerancia hacia la comida? La diferencia está en la reacción del cuerpo a la comida. La alergia es la más severa de las dos: la comida afecta al sistema inmunológico, soltando anticuerpos de inmunoglobulina. Los síntomas que resultan incluyen irritación en la piel y problemas respiratorios que ocurren rápidamente. La intolerancia a la comida es más común y no tiene nada que ver con el sistema inmunológico. Los síntomas incluyen la diarrea y el hinchazón. Un doctor puede determinar la comida que causa estos problemas. [Nutrition Horizon, Dec. 10, 2007]

❖   **¿SIBO o SII? La respuesta está cerca**

Después de nacer, el tracto digestivo humano es poblado por varias bacterias. En algunos casos la bacteria es abundante, resultando en un sobre crecimiento bacterial del intestino pequeño (SIBO). Los síntomas de SIBO son similares a los del SII, y un examen sencillo puede determinar cual es la causa del dolor. El examen de aliento detecta cantidades anormales de hidrógeno en el aliento que pueden indicar la presencia de SIBO. Este sobre crecimiento se puede tratar con antibióticos. [Medical News Today, Dec. 20, 2007]

❖   **¿Puedo finalmente curarme de SII?**

Tal vez. Los investigadores de la Clínica Mayo relataron datos en 1,365 pacientes SII que fueron seguidos para un promedio de 12 años. Ellos encontraron que la forma de cambios de síntomas de una forma del desorden de intestino funcional a otra forma, pero sólo en una minoría de los casos hacen los síntomas desaparecen completamente. En este estudio, durante un período de un 12 año, el 20 % de sujetos tenía los síntomas similares durante el período de continuación, el 40 % no tenía sus síntomas iniciales, pero desarrolló síntomas nuevas, y el 40 % completamente se repuso de sus síntomas de SII. [Gastroenterology, 2007 Sep;133(3):799-807]

LITERATURE CITATIONS

1. Drossman, D.A., et al., U.S. householder survey of functional gastrointestinal disorders. Prevalence, sociodemography, and health impact. Dig Dis Sci, 1993. *38(9): p. 1569-80.*
2. Farhadi, A., et al., Irritable bowel syndrome: an update on therapeutic modalities. Expert Opin Investig Drugs, 2001. *10(7): p. 1211-22.*
3. Thompson, W.G., et al., Irritable bowel syndrome in general practice: prevalence, characteristics, and referral. Gut, 2000. *46(1): p. 78-82.*
4. Thompson, W.G. and K.W. Heaton, Functional bowel disorders in apparently healthy people. Gastroenterology, 1980. *79(2): p. 283-8.*
5. Talley, N.J., Irritable bowel syndrome: definition, diagnosis and epidemiology. Baillieres Best Pract Res Clin Gastroenterol, 1999. *13(3): p. 371-84.*
6. Saito, Y.A., et al., A comparison of the Rome and Manning criteria for case identification in epidemiological investigations of irritable bowel syndrome. Am J Gastroenterol, 2000. *95(10): p. 2816-24.*
7. Talley, N.J., et al., Medical costs in community subjects with irritable bowel syndrome. Gastroenterology, 1995. *109(6): p. 1736-41.*
8. Talley, N.J., A.L. Weaver, and A.R. Zinsmeister, Impact of functional dyspepsia on quality of life. Dig Dis Sci, 1995. *40(3): p. 584-9.*
9. Jones, R. and S. Lydeard, Irritable bowel syndrome in the general population. Bmj, 1992. *304(6819): p. 87-90.*
10. Manning, A.P., et al., Towards positive diagnosis of the irritable bowel. Br Med J, 1978. *2(6138): p. 653-4.*
11. Drossman, D.A., The Rome criteria process: diagnosis and legitimization of irritable bowel syndrome. Am J Gastroenterol, 1999. *94(10): p. 2803-7.*
12. Longstreth GF, T.W., Chey WD, Houghton LA, Mearin F, Spiller RC., Functional Bowel Disorders. 3rd Edition ed. Rome III: The Functional Gastrointestinal Disorders, ed. C.E. Drossman DA, Delvaux M, Spiller RC, Talley NJ, Thompson WG et al. 2006: McLean, VA: Degnon Associates, Inc.
13. Drossman DA, C.E., Delvaux M, Spiller RC, Talley NJ, Thompson WG et al., Rome III: The Functional Gastrointestinal Disorders. 3rd Edition ed ed. 2006, McLean, VA: Degnon Associates, Inc.
14. Longstreth, G.F., et al., Functional bowel disorders. Gastroenterology, 2006. *130(5): p. 1480-91.*
15. Su, Y.C., et al., The association between Helicobacter pylori infection and functional dyspepsia in patients with irritable bowel syndrome. Am J Gastroenterol, 2000. *95(8): p. 1900-5.*
16. O'Mahony, L., et al., Lactobacillus and bifidobacterium in irritable bowel syndrome: symptom responses and relationship to cytokine profiles. Gastroenterology, 2005. *128(3): p. 541-51.*
17. Santos, J., et al., Role of mast cells in chronic stress induced colonic epithelial barrier dysfunction in the rat. Gut, 2001. *48(5): p. 630-6.*
18. Santos, J., et al., Chronic stress impairs rat growth and jejunal epithelial barrier function: role of mast cells. Am J Physiol Gastrointest Liver Physiol, 2000. *278(6): p. G847-54.*
19. Farhadi, A.F., JZ. Keshavarzian, A., Mucosal mast cells are pivotal elements in inflammatory bowel disease that connect the dots: Stress, intestinal hyperpermeability and infl ammation. World Journal of Gastroenterology, 2007.
20. Farhadi, A., et al., Heightened responses to stressors in patients with inflammatory bowel disease. Am J Gastroenterol, 2005. *100(8): p. 1796-804.*
21. Barbara, G., et al., Mast cell-dependent excitation of visceral-nociceptive sensory neurons in irritable bowel syndrome. Gastroenterology, 2007. *132(1): p. 26-37.*
22. Barbara, G., et al., Activated mast cells in proximity to colonic nerves correlate with abdominal pain in irritable bowel syndrome. Gastroenterology, 2004. *126(3): p. 693-702.*
23. Jakate, S., et al., Mastocytic enterocolitis: increased mucosal mast cells in chronic intractable diarrhea. Arch Pathol Lab Med, 2006. *130(3): p. 362-7.*
24. Creed F, L.R., Bradley L, Fransisconi C, Drossman DA, Naliboff B et al., Psychosocial Aspects of Functional Gastrointestinal Disorders. 3rd Edition ed ed. Rome III: The Functional Gastrointestinal Disorders, ed. C.E. Drossman DA, Delvaux M, Spiller RC, Talley NJ, Thompson WG et al. 2006, McLean, VA: Degnon Associates, Inc.
25. Levy, R.L., et al., Psychosocial aspects of the functional gastrointestinal disorders. Gastroenterology, 2006. *130(5): p. 1447-58.*

26.   Drossman, D.A., et al., Health status by gastrointestinal diagnosis and abuse history. Gastroenterology, 1996. **110**(4): p. 999-1007.

27.   Leserman, J. and D.A. Drossman, Relationship of abuse history to functional gastrointestinal disorders and symptoms: some possible mediating mechanisms. Trauma Violence Abuse, 2007. **8**(3): p. 331-43.

28.   Tobin MC, M.B., Farhadi A, Demeo MT, Bansal PJ, Keshavarzian A, Atopic irritable Bowel syndrome: A novel subgroup of irritable bowel syndrome with allergic manifestation. Annals of Allergy, Asthma and Immunology, 2008. **100**: p. 49-53.

29.   Liebregts, T., et al., Immune activation in patients with irritable bowel syndrome. Gastroenterology, 2007. **132**(3): p. 913-20.

30.   O'Donnell LJ, V.J., Heaton KW, Detection of pseudodiarrhoea by simple clinical assessment of intestinal transit rate. BMJ, 1990. **17;300(6722):439-40**.

31.   Bharucha, A.E., et al., Functional anorectal disorders. Gastroenterology, 2006. **130**(5): p. 1510-8.

32.   Chiarioni, G., et al., Biofeedback is superior to laxatives for normal transit constipation due to pelvic floor dyssynergia. Gastroenterology, 2006. **130**(3): p. 657-64.

33.   Salvioli, B., et al., Impaired small bowel gas propulsion in patients with bloating during intestinal lipid infusion. Am J Gastroenterol, 2006. **101**(8): p. 1853-7.

34.   Pimentel, M., E.J. Chow, and H.C. Lin, Eradication of small intestinal bacterial overgrowth reduces symptoms of irritable bowel syndrome. Am J Gastroenterol, 2000. **95**(12): p. 3503-6.

35.   Posserud, I., et al., Small intestinal bacterial overgrowth in patients with irritable bowel syndrome. Gut, 2007. **56**(6): p. 802-8.

36.   Walters, B. and S.J. Vanner, Detection of bacterial overgrowth in IBS using the lactulose H2 breath test: comparison with 14C-D-xylose and healthy controls. Am J Gastroenterol, 2005. **100**(7): p. 1566-70.

37.   Blanchard, E.B., et al., Relaxation training as a treatment for irritable bowel syndrome. Biofeedback Self Regul, 1993. **18**(3): p. 125-32.

38.   Shaw, G., et al., Stress management for irritable bowel syndrome: a controlled trial. Digestion, 1991. **50**(1): p. 36-42.

39.   Barak, N., R. Ishai, and E. Lev-Ran, [Biofeedback treatment of irritable bowel syndrome]. Harefuah, 1999. **137**(3-4): p. 105-7, 175.

40.   Leahy, A., et al., Computerised biofeedback games: a new method for teaching stress management and its use in irritable bowel syndrome. J R Coll Physicians Lond, 1998. **32**(6): p. 552-6.

41.   Guthrie, E., et al., A controlled trial of psychological treatment for the irritable bowel syndrome. Gastroenterology, 1991. **100**(2): p. 450-7.

42.   Blanchard, E.B., et al., Two controlled evaluations of multicomponent psychological treatment of irritable bowel syndrome. Behav Res Ther, 1992. **30**(2): p. 175-89.

43.   Houghton, L.A., D.J. Heyman, and P.J. Whorwell, Symptomatology, quality of life and economic features of irritable bowel syndrome--the effect of hypnotherapy. Aliment Pharmacol Ther, 1996. **10**(1): p. 91-5.

44.   Whorwell, P.J., A. Prior, and E.B. Faragher, Controlled trial of hypnotherapy in the treatment of severe refractory irritable-bowel syndrome. Lancet, 1984. **2**(8414): p. 1232-4.

45.   Read, N.W., Harnessing the patient's powers of recovery: the role of the psychotherapies in the irritable bowel syndrome. Baillieres Best Pract Res Clin Gastroenterol, 1999. **13**(3): p. 473-87.

46.   Milo, R., Use of the peripheral dopamine antagonist, domperidone, in the management of gastro-intestinal symptoms in patients with irritable bowel syndrome. Curr Med Res Opin, 1980. **6**(9): p. 577-84.

47.   Van Outryve, M., et al., "Prokinetic" treatment of constipation-predominant irritable bowel syndrome: a placebo-controlled study of cisapride. J Clin Gastroenterol, 1991. **13**(1): p. 49-57.

48.   Cann, P.A., et al., Role of loperamide and placebo in management of irritable bowel syndrome (IBS). Dig Dis Sci, 1984. **29**(3): p. 239-47.

49.   Camilleri, M., Management of the irritable bowel syndrome. Gastroenterology, 2001. **120**(3): p. 652-68.

50.   Camilleri, M., Pharmacology and clinical experience with alosetron. Expert Opin Investig Drugs, 2000. **9**(1): p. 147-59.

51.   Poynard, T., C. Regimbeau, and Y. Benhamou, Meta-analysis of smooth muscle relaxants in the treatment of irritable bowel syndrome. Aliment Pharmacol Ther, 2001. **15**(3): p. 355-61.

52.   Muller-Lissner, S.A., et al., Tegaserod, a 5-HT(4) receptor partial agonist, relieves symptoms in irritable bowel syndrome patients with abdominal pain, bloating and constipation. Aliment Pharmacol Ther, 2001. **15**(10): p. 1655-66.

53.   Coremans, G., et al., Prucalopride is effective in patients with severe chronic constipation in whom laxatives fail to provide adequate relief. Results of a double-blind, placebo-controlled clinical trial. Digestion, 2003. **67**(1-2): p. 82-9.

54.   Malcolm, A., et al., Towards identifying optimal doses for alpha-2 adrenergic modulation of colonic and rectal motor and sensory function. Aliment Pharmacol Ther, 2000. **14**(6): p. 783-93.

55.   Hasler, W.L., H.C. Soudah, and C. Owyang, Somatostatin analog inhibits afferent response to rectal distention in diarrhea-predominant irritable bowel patients. J Pharmacol Exp Ther, 1994. **268**(3): p. 1206-11.

56.   Julia, V., O. Morteau, and L. Bueno, Involvement of neurokinin 1 and 2 receptors in viscerosensitive response to rectal distension in rats. Gastroenterology, 1994. **107**(1): p. 94-102.

57.   Laird, J.M., et al., Responses of rat spinal neurons to distension of inflamed colon: role of tachykinin NK2 receptors. Neuropharmacology, 2001. **40**(5): p. 696-701.

58.   Mannion, R.J., et al., Neurotrophins: peripherally and centrally acting modulators of tactile stimulus-induced inflammatory pain hypersensitivity. Proc Natl Acad Sci U S A, 1999. **96**(16): p. 9385-90.

59.   Crowell, M.D., et al., Antidepressants in the treatment of irritable bowel syndrome and visceral pain syndromes. Curr Opin Investig Drugs, 2004. **5**(7): p. 736-42.

60.   Kanazawa, M. and S. Fukudo, Effects of fasting therapy on irritable bowel syndrome. Int J Behav Med, 2006. **13**(3): p. 214-20.

61.   Hasler, W.L., The irritable bowel syndrome during pregnancy. Gastroenterol Clin North Am, 2003. **32**(1): p. 385-406, viii.

62.   Bruno, M., Irritable bowel syndrome and inflammatory bowel disease in pregnancy. J Perinat Neonatal Nurs, 2004. **18**(4): p. 341-50; quiz 351-2.

www.ingramcontent.com/pod-product-compliance
Lightning Source LLC
Chambersburg PA
CBHW060402290526
45791CB00002B/584